D1329373   4/11

Sergi Jover R.

TU SALUD EN LOS NUEVOS TIEMPOS

Una revolución holística
para tu transformación personal

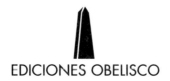

EDICIONES OBELISCO

Si este libro le ha interesado y desea que lo mantengamos informado
de nuestras publicaciones, escríbanos indicándonos qué temas son de su interés
(Astrología, Autoayuda, Ciencias Ocultas, Artes Marciales, Naturismo, Espiritualidad,
Tradición...) y gustosamente lo complaceremos.

Puede consultar nuestro catálogo en www.edicionesobelisco.com

Colección Salud y Vida Natural
TU SALUD EN LOS NUEVOS TIEMPOS
Sergi Jover R.

1.ª edición: octubre de 2010

Corrección: M.ª Jesús Rodríguez
Diseño de cubierta: Enrique Iborra

© 2010, Sergi Jover R.
(Reservados todos los derechos)
© 2010, Ediciones Obelisco, S. L.
(Reservados todos los derechos para la presente edición)

Edita: Ediciones Obelisco S. L.
Pere IV, 78 (Edif. Pedro IV) 3.ª planta 5.ª puerta
08005 Barcelona - España
Tel. 93 309 85 25 - Fax 93 309 85 23
E-mail: info@edicionesobelisco.com

Paracas, 59 - Buenos Aires
C1275AFA República Argentina
Tel. (541 - 14) 305 06 33
Fax: (541 - 14) 304 78 20

ISBN: 978-84-9777-676-9
Depósito legal: B-32.218-2010

Printed in Spain

Impreso en España en los talleres gráficos de Romanyà/Valls S. A.
Verdaguer, 1 - 08786 Capellades (Barcelona)

Agradecimientos

La vida es un tejido de acontecimientos y circunstancias sin orden lógico alguno. Y de repente, las cosas toman sentido, como si desde nuestro nacimiento todo huebiese sido planificado minuciosamente para llegar a ser quienes queremos ser o quienes realmente somos.

«A todos los hacedores del mundo que transitan por la ruta del conocimiento hacia el destino incierto de la sabiduría. Sed benditos y eternamente amados por compartir vuestra radiante existencia en la travesía Sagrada de la vida junto a este agradecido viajero.»

A mis niñas, Olga y Tai.

Lo bello de la vida es invisible a la mirada

a mi madre

Prefacio

Son muchos y de muy diversa índole los motivos que pueden impulsar al ser humano a escribir. En mi caso, tenía la necesidad de compartir y plasmar tanto mis vivencias como mis conocimientos, con un único propósito: llevar la luz a quien la busca.

Sin medias tintas, este libro te va a revelar la capacidad que tienes de experimentar un excepcional y maravilloso cambio en tu vida.

Quizá te haya sonado presuntuoso. Es posible. Pero corren tiempos duros, difíciles. Estás en la Era de Acuario, regida por la conciencia, la información y la energía. Los mensajes difusos y confusamente moderados ya no sirven. El conocimiento, el intelecto, la información… no son suficientes. Es momento de dar paso a la sabiduría. La sabiduría mediante la experiencia. Tienes que aprender a «aprender». Tu salud física y mental está en juego. Así de claro.

Tu Salud en los Nuevos Tiempos se basa en la verdad en su estado más puro, combinando las terapias y técnicas humanistas más relevantes de nuestros días con alguna de las ciencias ancestrales tecnológicas por excelencia.

A través de su lectura, te propongo regresar a nuestro punto de origen, nuestra verdadera casa, a la unificación de la diversidad, donde la armonía y la salud del ser humano se alcanza, sin dar cabida alguna a la enfermedad. Es el derecho por excelencia y privilegio de todo ser humano: vivir una vida sana, feliz y espiritual.

La sabiduría que destila la presente obra será de gran valor para ti, te proporcionará equilibrio, bienestar y longevidad, ya que aquí se expresa la perfección de la Totalidad de la Conciencia Cósmica.

El texto consta de dos partes:

En la primera parte se expone por separado la eficacia existente aplicada de las siguientes técnicas y disciplinas: Sanergía®, Nutrición Meta Biológica, Masaje Californiano (ESALEN), Kundalini Yoga, Meditación y, por último la Dinámica del Pensamiento. Recomiendo leer con total atención esta primera parte tres veces antes de pasar a la segunda.

En la segunda parte se detallan múltiples casos reales que han desbancado por completo cualquier tipo de lógica basada en los pilares de la medicina clásica. En esta parte se trata la verdad acerca de las nuevas enfermedades, auténticas epidemias de nuestro tiempo: fibromialgia, candidiasis crónica y cáncer. Al hacer referencia a la palabra «nuevas», quiero aclarar que son propias de la evolución de nuestra cultura actual.

Siempre he creído que el cuerpo que habitamos podía rendirle homenaje al espíritu entonando una hermosa melodía...

Así es como surge *Tu Salud en los Nuevos Tiempos.*

Prólogo

Mirarse al espejo con sólo 16 años y un peso de 110 kg no es nada alentador, mucho menos si a eso se le añade un acné facial de tintes volcánicos, agraviado por constantes problemas de piel y complejos varios. En este período de mi vida ya albergaba la tímida inquietud de lograr un estado en el que pudiera sentirme «yo mismo» y no conformarme con aquella otra imagen que a diario me devolvía a un mundo de frustraciones e infelicidad.

Sé que, al leer estas líneas, más de una persona se sentirá plenamente identificada con mis palabras. Quién me iba a decir por aquel entonces que todo ese sufrimiento era necesario para cumplir el plan perfecto que a cada uno de nosotros le tiene reservado el Universo.

No hace falta tener demasiada imaginación para saber qué tipos de alimentos había ingerido hasta llegar a ese estado. El amplio abanico de suculentas perdiciones que nos ofrece el mercado actual, un auténtico desastre nutricional: chocolate, galletas, todo tipo de repostería, carne roja, gran variedad de pastas, harinas refinadas, salsas, patatas fritas, pizzas, helados, huevos, toda clase de platos congelados, hamburguesas, frankfurts, embutidos, bocadillos, quesos (¡adoro los quesos!). Aunque también hay que decir que comía fruta y verdura, pero no con la frecuencia debida… Costumbre, cultura, desconocimiento, falta de tiempo, quién sabe. Todo ello mezclado en una coctelera, bien agitado y…. ¡Tachán! Sobrepeso excesivo, cansancio, fuertes dolores en pies, espalda, esginces de rodillas, roturas varias, resfriados, gripes…, y una de mis peores pesadillas ya mencionadas: los problemas de piel.

Hoy sé que, a lo largo de todos esos años, a parte de la alimentación, mucho tuvieron que ver con mis problemas de salud la larga ingesta de antibióticos y alguna que otra vacuna impuesta por la que todos hemos tenido que pasar, que lo único que consiguen entre otras muchas cosas es debilitar considerablemente nuestro sistema inmunológico, en fin...

No obstante, lo que en mi desesperación aún no sabía es que muy pronto experimentaría en mí un cambio descomunal, una metamorfosis en el más amplio sentido de la palabra. Sin ser del todo consciente de ello, iba a empezar a «crear» una nueva realidad.

Había probado varias dietas punteras de aquel entonces:

La dieta cetogénica (rica en grasas). Podía ponerme hasta las cejas de nata, chocolate y todo tipo de embutidos; eso sí, sin pan. Tiempo después se demostraría que es potencialmente perjudicial para el organismo.

La dieta Atkins (rica en proteínas). Prescindía de las legumbres, verduras e hidratos de carbono. Una auténtica aberración.

Y, cómo no, la típica dieta en la que hay que comer de todo, pero controlando los gramos de los alimentos en cada ingesta. Sin comentarios...

Cabe remarcar que, mientras hacía este tipo de dietas, mi sobrepeso disminuía considerablemente, pero entre tanto ¿qué sucedía con mis estados de ánimo, mi carácter, mis pensamientos y mi cuerpo?, ¿y una vez las terminaba... qué?

Pues nada bueno. En un santiamén todo volvía a la normalidad. El exceso de peso recuperaba su protagonismo. De nuevo, frustrado. Las secuelas que iban dejando en mi mente las diferentes recaídas después de tamaño esfuerzo eran más que considerables.

Agotado de todo lo que me estaba sucediendo, empecé a leer libros especializados en el tema, a investigar y experimentar todo lo relacionado con la alimentación y la nutrición. Incluso me apunté a un gimnasio –aunque, la verdad, no era de mi agrado– para eliminar toxinas de mi cuerpo y, asimismo, alejar los fantasmas que invadían día tras día mi mente.

Fue durante ese intervalo de tiempo que descubrí a un gran preparador físico: Tomás Galve, una de las personas que logró esculpir mi cuerpo. La otra fui yo. Trabajaba duro realizando todos los días ejercicio cardiovascular, estiramientos y musculación, al mismo tiempo que ponía en práctica sus conocimientos sobre la dieta del grupo sanguíneo, una teoría que lleva ya tiempo aposentada, pero 17 años atrás en España pasaba totalmente desapercibida. Transcurridos aproximadamente unos 14 meses había bajado ¡32 kg! Conseguimos que mi cuerpo se mantuviera estable en un peso de 78 kg. Aprendí gran cantidad de hábitos alimenticios y de cuidado corporal, que firmemente se fueron instalado en mi nueva vida, dándome frescura, vitalidad, agilidad y ¡energía!

GRACIAS, Tomás, por haberte cruzado en mi camino.

Seguí esculpiéndome ampliando mis conocimientos anatómicos del cuerpo humano a su lado durante varios años. Mi saber respecto a la nutrición se incrementó al mil por mil. Pero algo fallaba, no me sentía completo. Aunque no sabía qué era, intuía que había una parte de mí totalmente descuidada: MI ALMA.

Un día, por circunstancias de la vida, un buen amigo me invitó a una clase de Kundalini Yoga. Anteriormente ya había probado otros tipos de yoga y, la verdad sea dicha, sin demasiado entusiasmo.

Nunca olvidaré aquella primera clase. Allí fue donde tuve el inmenso regocijo de conocer a Guru Prassad Singh, el que sería mi primer guía espiritual, al que adoro y respeto profundamente. Sus consejos, su bondad, su humildad, su persistencia, perseverancia, su profunda mirada... Todo dejó huella en mí. La ciencia tecnológica del Kundalini Yoga me dejó boquiabierto. Pude comprobar los maravillosos cambios que se iban produciendo en todo mi ser desde aquella mi primera clase.

A los tres meses de práctica constante, decidí formarme como profesor y profundizar a través de esta excepcional técnica en el arte de ser consciente del momento presente. Abandoné por completo mi trabajo empresarial de diseñador gráfico, un estilo de vida lleno de presión y estrés.

Seguí practicando y estudiando de la mano de Sat Hari Kaur Khalsa, la que sería mi maestra y segunda guía espiritual. Dulce, cálida y humilde como la mejor de las madres y dura y severa como el más grande de los maestros de artes marciales. Con ella adquirí una conciencia corporal impecable. La pulcritud en los hábitos alimenticios se iban perfeccionando más y más. Por primera vez en mi existencia, sentí que fluía al unísono con la vida. A través de la meditación empecé a vislumbrar estabilidad, sabiduría, paciencia, constancia, bondad...

Me encontraba en plena forma en todos los aspectos de mi vida. Seguía combinando a diario el Kundalini Yoga con el gimnasio. Hasta que el destino quiso que me ingresaran en el hospital. Nadie sabía que me había ocurrido, lo único que sé es que, transcurridos tres eternos días en observación, postrado en una cama y conectado al suero, supe que mi vida estaba dando un gran vuelco. Otra vez. Dejé de lado todo lo relacionado con la musculación, fitness, etc..., y me dediqué íntegramente al estudio y la práctica del Kundalini Yoga.

Al poco tiempo, Guru Prassad, me animó a que empezara a dar clases. Algo que, no imaginaba yo, hubiese podido ocurrir tan pronto. Prassad siempre me decía que en mí había visto una estrella. Cómo no, me reía de tal afirmación.

En sólo siete meses me encontraba impartiendo clases. Proseguía con el vasto aprendizaje de la mano de mi querida maestra, empapándome de todo cuanto podía. No pasa un día sin que agradezca las circunstancias que me hicieron llegar hasta ella.

Asimilar la grandeza que encierra el Kundalini Yoga por medio de este admirable ser humano es todo un privilegio para los sentidos. Basta su sola presencia para que uno se cuestione todo aquello que ha aprendido. Me refiero a las CREENCIAS, falsas por definición. Más adelante, hablaré de ello con más detalle.

GRACIAS, Sat Hari, por dedicar tu vida a lo que más te ha llenado sin otro punto cardinal que la profunda guía de tu alma. Mi corazón es tuyo.

Pero no me detuve ahí. Seguí investigando y descubrí el apasionante Masaje Ayurvédico y todo lo relacionado con el estilo de alimentación ayurvédica de la mano de Carlos Echeverry, mi tercer guía espiritual. Un gran profesional, de enorme corazón. De él aprendería el arte y la importancia del masaje experimentando tanto en el cuerpo como en la mente, sus pingües beneficios. Aunque más tarde fue el Masaje Californiano el que puse en práctica, lo mejor de múltiples técnicas de masaje en uno.

Fue entonces cuando también creé mi propia dieta, fruto de todo lo que aprendí y comprobé con mis alumnos y clientes, la Nutrición Meta Biológica, tema protagonista de uno de los capítulos esenciales de este libro.

GRACIAS, Carlos, por abrirme de nuevo los ojos y permitirme experimentar a otro nivel de conciencia.

Continuando con mi labor de aprendizaje, experimentaba y perfeccionaba todo aquello que ya sabía y lo que estaba por conocer. Observaba cómo mis palabras y pensamientos influían día a día en mi vida y en la de todo aquel que me rodeaba. Cada vez le daba más importancia a la dinámica de mis pensamientos. Las personas se acercaban a realizarme todo tipo de consultas para poder mejorar sus vidas. A menudo creo que fue justamente el hecho de aprender a fluir con la vida lo que me apresuró a perfeccionar las técnicas que te voy a revelar. Sólo me faltaba el puntal que redondeara este conjunto de herramientas sagradas, aquello que hiciese traspasar mis intenciones hasta planos desconocidos, el Grial del mundo energético.

En una época de profunda serenidad, se «estrelló» ante mí el anuncio de la visita del Dr. Eric Pearl a nuestro país. No poseía el más mínimo conocimiento, ni inquietud, dicho sea de paso, sobre las técnicas de sanación energéticas conocidas hasta el momento. Desconocía totalmente la eficacia y la relevancia que el manejo de las energía sutiles habían alcanzado hasta esos instantes. Pero algo ocurrió. Se sucedieron noches de profundo insomnio tras la lectura de aquel anuncio. Todo mi organismo me indicaba que necesitaba aquello y, a decir verdad, llevaba demasiado tiempo afirmando la importancia de escuchar los mensajes que el cuerpo y el alma envían, como para no atender tan evidente llamada. Esta inquietud abismal me condujo hasta la presencia de Alessandro Di Masi[*], por aquel entonces representante oficial del Dr. Eric Pearl en España.

Alessandro fue el encargado de conectarme e introducirme en este vasto mundo energético en el que transitamos. Hizo de mí todo un profesional enseñándome a interactuar con las personas, habilidad que es de agradecer cuando se trata con la salud.

Alessandro sembró en mí una poderosa semilla en un momento totalmente crucial de mi aprendizaje. Tengo la fortuna de poder tenerlo cerca y desde lo más profundo de mi ser le estoy agradecido hasta límites insospechados. Alessandro se ha convertido en un espejo dónde poder observar hasta donde eres capaz de llegar siguiendo fielmente tu propia esencia, sin convertirse en la sombra de otros, sino más bien todo lo contrario. Y sobre todo por hablar con la gran verdad del poder ilimitado del que somos dueños y señores por gracia de esta Inteligencia Sagrada de la que formamos parte. Obviamente, en muchos casos esta simple y bondadosa verdad es rechazada

---

[*] Autor del libro *El Creador*.

y calumniada por quienes aún se niegan a entrar en el proceso evolutivo. Pero Alessandro forma parte de este grupo de profetas cósmicos que viajan sin prisa pero sin pausa por entre los temores de los humanos. Quizás esta sea una de las características que más admiro de él, la valentía de un «surfista» capeando las olas de la ignorancia.

GRACIAS, Alessandro, por existir.

Ahora sí. Sentía que era el momento de explotar y compartir gran parte de mi potencial como ser humano. Había comprobado tanto en mí mismo como en mis clientes la validez y eficacia absoluta de todas las técnicas y ciencias ancestrales con las que trabajaba a diario. ¿Qué pasaría al ponerlas en práctica todas ellas en una misma persona?

No es momento de entrar en detalles. Descúbrelos por ti mismo a través de las palabras contenidas en la presente obra, creada desde el corazón íntegramente para ti.

Primera parte

SANERGÍA®

La Conexión®

La energía es natural en la vida. El hecho de que en el campo unificado
haya energía ilimitada siempre disponible es la verdad más básica de la naturaleza.

Deepak Chopra

Permíteme, querido lector, que me remonte a grandes rasgos al principio de los tiempos, donde todo fue y todo es…

Los científicos en Occidente lo llamaron Big Bang, los antiguos vedas de Oriente lo denominaron el aliento de Brahma, la Iglesia católica el Génesis, los hebreos la Cábala y para los sabios mayas el Popol Vuh. Cada civilización ha dado un nombre al origen y orden del Universo tal y como lo conocemos.

Hoy día, lo único que el ser humano ha podido demostrar y explicar es la esencia de todas estas teorías, llegando a la conclusión, al punto de partida, de que la ENERGÍA está presente en todo lo conocido y lo que está por conocer. Todo cuerpo posee una frecuencia vibratoria, desde el corpúsculo y la célula, hasta el astro y los universos. La frecuencia vibracional es el movimiento interno que tiene cada ser, cada objeto, cada cuerpo y ocurre por el movimiento del electrón alrededor del átomo.

Nada está inmóvil, todo se mueve, todo está en constante vibración, todo es ENERGÍA.

Al parecer es muy popular el hecho de que sólo creo en lo que veo, pero para que entiendas que en realidad existe la energía, que nos rodea y

17

habita en todos los cuerpos y objetos, te pediré que, en lugar de hacer un acto de fe y creer en lo que no ves, seas pragmático y creas en cosas que, aunque no veas, intuyes su utilidad. ¿Qué ves cuando miras un interruptor o un cable eléctrico? No ves más que un elemento inanimado, ¿pero acaso dudas de que la electricidad existe? A pesar de que no puedes ver la electricidad, sí ves sus efectos cuando, por ejemplo, das al interruptor y se hace la luz. ¿Acaso puedes ver el aire que respiras sin cesar? ¿Y porque no seas capaz de verlo, vas a poner en duda su existencia? ¿No, verdad? Entonces debes recordar que no es lo mismo la ausencia de pruebas que las pruebas de una ausencia.

Para no entrar en detalles e ir directamente al tema en cuestión, te diré que en un principio la humanidad fue muy consciente de la existencia de estos campos de energía que, más tarde, se vieron plasmados tanto en Oriente como en Occidente a través de las pinturas religiosas, en las que sus protagonistas llevaban una aureola brillante sobre sus cabezas. Haz memoria; seguro que lo has visto representado muchas veces alrededor de la cabeza de Buda, Cristo o de muchos otros santos.

Son numerosas las referencias que se tienen al respecto de la luminosidad que rodea al cuerpo humano las que nos ofrecen desde los antiguos egipcios, pasando por los yoguis y los filósofos orientales e incluso en los antiguos escritos griegos, a través de obras como las del matemático Pitágoras, del filósofo Demócrito y cómo no las del llamado «padre de la medicina», Hipócrates.

El médico y filósofo persa Avicena revolucionó la medicina de la Edad Media, manifestando que el color era un importante remedio contra la enfermedad, «así como una guía para el diagnóstico».

Por otro lado, Theophrastus Bombastus von Hohenheim, más conocido como Paracelso, afirmaba y aseguraba que la forma humana poseía una gran fuerza vital que irradiaba su energía en forma de esfera de luz hacia el exterior. Creía que esta envoltura luminosa podía servir para curar el cuerpo, pero detengámonos un momento.

Ahora, necesito de toda tu atención, dado que éste es uno de los puntos claves a tener en cuenta. Revisemos cuál es la etimología de la palabra humano: está compuesta por *hu* que significa «halo, luz» y *mano* que deriva de *man,* que quiere decir «mente, mental», si a estas palabras le sumamos *ser,* que significa «ahora», obtendremos que ¡somos seres de luz ahora! ¡Formas parte del Universo! Si tomásemos una diminuta partícula de nuestro cuerpo, veríamos que holográficamente tiene la misma apariencia que todo nuestro ser. Intento que seas consciente de mis palabras, lo que quiero decirte es que sanando una sola célula, ¡podemos sanar todo nuestro cuerpo!

Desde mi punto de vista, la expresión común «alcanzar el estado de iluminación» es incorrecta; el significado literal de las palabras ser *humano* demuestran que tú ya eres un ser iluminado. En su lugar, deberíamos utilizar la expresión «alcanzar un estado o nivel de conciencia superior».

¿Te das cuenta de lo que significa? Desde tu nacimiento, ¡ya eres un ser de luz! Los antiguos Rishis de la India eran muy conscientes de ello. La *iluminación* es mucho más que un concepto espiritual. Aparte de tu cuerpo físico, posees nueve cuerpos más que están hechos de energía, de luz. El ADN de cada una de nuestras células también emite luz y, cómo no, la bien reconocida existencia de siete centros principales de transformación energética y 365 secundarios, más comúnmente denominados *chakras,* que corresponden con los puntos de acupuntura, lo que en sánscrito se llama *nadis* y tú seguramente conozcas por «meridianos».

El aura, un concepto científico

Si bien las culturas antiguas ya la intuían, no fue hasta el siglo XVIII cuando se empezó el estudio científico del aura. El doctor inglés Walter J. Kilner investigó el fenómeno conocido como campo eléctrico del ser humano dejando totalmente de lado todos los elementos místicos relacionados con el tema, para que su interpretación no pudiera verse condicionada. Kilner detalló sus investigaciones en el libro *La Atmósfera humana* (1911), dando como resultado el escándalo entre sus colegas conservadores.

Más tarde, Oscar Bagnall, fascinado y absorto por las investigaciones que había realizado Kilner, decidió repetir sus experimentos y completarlos con aportaciones propias. Sus hallazgos fueron publicados en el libro *El origen y las propiedades del aura* (1937).

En 1904 en Porto Alegre (Brasil), el padre Landell de Moura inventó la cámara electrográfica, con la que se obtuvo la primera fotografía de un aura. Con todo, no fue hasta 1939 que, por un pequeño accidente laboral, un técnico en electrónica ruso, Semyon Davidovich Kirlian, dio un paso más allá. Junto con su esposa Valentina creó la conocida cámara Kirlian, comprobando así la existencia de estos campos energéticos a los que los orientales llamaron «aura» y a lo que en la actualidad denominamos campo bioenergético, campo vibracional, campo electromagnético o campo bioplasmático.

Livio Vinardi fue el hombre que constató científicamente por primera vez la existencia del aura (sus trabajos publicados entre 1980 y 1990 son reveladores) colaborando con la Universidad estatal de San Francisco, California.

Su existencia a día de hoy ya no tan sólo se ha demostrado científicamente, sino que sigue siendo materia de estudio para miles de investigadores de las más prestigiosas universidades y centros de investigación en todo el mundo. No son muchas las personas capaces de ver estos campos vibracionales de manera natural, y aunque existen ejercicios específicos para el visionado del aura, por norma general, estos campos bionergéticos suelen pasar totalmente desapercibidos para las ondas frecuenciales que el ojo humano es capaz de ver.

Gracias a la cámara Kirlian se ha podido constatar que todos los seres y objetos animados e inanimados poseen su propia aura o campo bioenergético. El aura es una estructura electromagnética luminosa que mantiene sincronizadas todas las funciones del cuerpo, de manera que, cuando se desequilibra, empiezan a brotar los primeros síntomas patológicos físicos, psíquicos, emocionales y espirituales. Este campo bioenergético adopta en su parte externa una forma ovoide, de ahí que se le llame también «huevo energético». Por norma general, en las personas sanas se extiende en su parte ecuatorial (desde la cintura hasta unos 50-60 cm).

El campo áurico se divide en tres capas principales, portadoras de una amplia gama de colores que determinan los estados anímicos y físicos de las personas. A su vez, podemos ver reflejadas en ellas los diferentes cuerpos de luz que constituyen a la persona. Aunque no es mi intención entrar en detalles, mencionaré las tres principales capas:

- Primera capa exterior, recorre a unos 5 cm de distancia todo el cuerpo (ésta es la captada por la cámara Kirlian).
- Segunda capa exterior, de aproximadamente unos 50 cm mencionada anteriormente como aura.
- Tercera capa exterior, que se extiende hasta unos 10-15 m, adoptando una forma esférica (es en esta última capa donde surgen las posibles afecciones producidas por la interacción con otros seres humanos).

Los campos energéticos también actúan dentro del cuerpo humano jugando un papel muy importante en la salud. Como si de un sistema nervioso energético se tratara se estructuran y distribuyen a lo largo de todo el organismo, nutriendo de vida el cuerpo físico, de esa vida que se escapa tanto a las leyes de la física cómo de la química clásicas, y que los antiguos sabios y místicos ya conocían y estudiaban.

A finales de la década de los sesenta, la Dra. Valerie Hunt, investigadora de campos electromagnéticos y profesora en las universidades de Columbia, Iowa y California, empezó a realizar diversos estudios y mediciones de la bioenergía humana o aura, dando como resultado la verificación de que en el campo electromagnético se encuentra información relacionada con las condiciones y enfermedades fisiológicas, emocionales y del nivel consciente de la persona.

Los campos energéticos son la base de nuestra actividad biológica. No son estáticos: constantemente están absorbiendo y exteriorizando energías en un proceso de intercambio con otros seres vivos en conjunto con el entorno que les rodea.

Y bien, ¿por qué te estoy explicando todo esto? Porque son muchos los indicadores científicos que están demostrando que la Tierra y el sistema solar están atravesando por cambios que nunca antes se habían producido en la historia de la humanidad. Estos cambios están afectando al planeta y, cómo no, a todos los seres vivos que en él habitan, dado que la estabilidad mental, la memoria y la cordura residen y dependen de los campos magnéticos. ¿Acaso no te has dado cuenta de que las personas cada vez están más agresivas, más revueltas, más agitadas y más temerosas? ¿Casualidad? Diría más bien causalidad, y esto es sólo un pequeño ejemplo de todo lo que está sucediendo a nuestro alrededor. Algunas de las más relevantes técnicas alternativas de sanación han demostrado, entre otras muchas cosas, que el sistema inmunológico del cuerpo humano está conectado al magnetismo de la tierra.

Fue en el año 1989 cuando el científico, visionario y erudito Greg Braden, autor de títulos como *La matriz divina, El poder de la profecía, El efecto Isaías*... descubrió que, por primera vez en la historia, la Tierra es portadora de nuevas frecuencias vibracionales sanadoras, que fueron canalizadas e introducidas en el mundo a través del Dr. Eric Pearl. Y aquí quisiera abrir un paréntesis para decir que, aunque se descubra algo hoy, no significa que, no existiera con anterioridad. Recuerda que toda la información se encuentra en el Campo.

Es a partir del conocimiento y de la experiencia proporcionada por estas nuevas frecuencias sanadoras que el brillante científico e investigador italo-belga Alessandro Di Masi (quien trabajó con el Dr. Eric Pearl y más tarde sería su representante en España), creó SANERGÍA®, una filosofía curativa positivista. Su origen viene de la fusión de las palabras *sanación*, *salud* y *energía*.

Esta excepcional herramienta es el resultado de un conjunto de energías generadas por la aparición de nuevas frecuencias vibracionales sanadoras portadoras de luz e información, que aparecieron por primera vez en el planeta después del último salto cuántico, facilitando la sanación a través de las energías. Sanergía® reúne elementos como La Conexión, Sintonización, Programación Neuro lingüística, Neuroplasticidad, Metafísica, Positivismo, Física Cuántica, Ley de la Atracción... La integración de todo lo mencionado permite ver, entender, comprender y experimentar a un nivel vibracional como nunca antes, nuestra existencia en el planeta. Cabe destacar que, Sanergía® es mucho más que una simple técnica, pues mediante sus enseñanzas se da a conocer en profundidad «qué» o «quién» es la causa de las enfermedades que azotan hoy día la humanidad. Información realmente importante para la evolución del ser humano en los tiempos que vivimos.

A continuación, voy a detallarte muy brevemente en qué consisten cada uno de los componentes que constituyen Sanergía®, a excepción de La Conexión, hoy por hoy una de las más efectivas modalidades de sanación que existe, por lo que he creído oportuno dada mi enriquecedora experiencia, tanto en lo personal como en lo profesional, dedicarle especial atención.

La **Sintonización** es un proceso mediante el cual se ajusta la frecuencia vibracional del cuerpo físico con el cuerpo áurico, de manera que se elimina el antiguo esquema de enfermedades, abriendo la percepción y la conciencia multidimensional con el Universo.

La **Programación Neurolingüística (PNL)** es un sistema para preparar o «programar» sistemáticamente nuestra mente (neuro), y lograr que comunique de manera eficaz lo que pensamos con lo que hacemos (lingüística), logrando así una congruencia y comunicación eficaz a través de una estrategia que se enfoca al desarrollo humano. Estudia cómo nos comunicamos con nosotros mismos (comunicación intrapersonal) y cómo nos comunicamos con otros (comunicación interpersonal).

La **Neuroplasticidad** es la posibilidad que tiene el cerebro para adaptarse a los cambios o funcionar de otro modo modificando las rutas que conectan a las neuronas. Esto genera efectos en el funcionamiento de los circuitos neuronales y en la organización del cerebro.

La **Metafísica** (del latín *metaphysica*, proveniente del griego *metá* que significa «tras, más allá», y *physis* que significa «naturaleza», es decir, «lo que viene después de la naturaleza», «más allá de lo físico») es una enseñanza de vida, que estudia lo abstracto del Ser y de Dios, ayudando a comprenderse a sí mismo junto con el saber sobre las leyes que rigen la vida.

El **Positivismo** reivindica el primado de la ciencia y surge como manera de legitimar el estudio científico naturalista del ser humano, tanto individual como colectivamente, reconociendo aquello que le permite conocer las ciencias. El único método de conocimiento es el propio de las ciencias naturales.

La **Física Cuántica** se encarga de explicar los fenómenos físicos existentes en el Universo que se producen a nivel atómico. Su adaptación ha dado lugar a un nuevo camino de conocimiento verdadero, al admitir la divinidad del ser humano y el poder de co-creación que éste posee, reconociendo que el destino se puede crear y manipular de manera consciente.

La **Ley de Atracción** existente desde los albores del tiempo rige todo el orden del Universo, cada momento de las vidas de los seres humanos y todo lo que experimentan. Se encarga de modelar la experiencia total de la vida a través de los pensamientos. Esta ley nos dice que todo atrae a su igual y que todo aquello en lo que se centra la atención es lo que se expande y atrae una y otra vez, sin realizar distinción alguna entre lo positivo o negativo.

La Conexión®

El estado de enfermedad es una ilusión humana.
La enfermedad es ignorancia: ignorar algo. La información elimina la enfermedad.
Llegará un día en el que la gente tendrá vergüenza de decir que está enferma.

Alessandro Di Masi

El objetivo principal de Sanergía® es alcanzar, mantener y expandir el equilibrio físico, mental, emocional y espiritual del cliente y del terapeuta, al mismo tiempo que se eleva la vibración del planeta, y esto se consigue realizando La Conexión entre la persona y el campo electromagnético del planeta, es decir, conectando la mente al cuerpo.

La Conexión es una nueva forma de evolución que restablece la frecuencia entre las líneas energéticas del cuerpo humano (que son una manera desarrollada de los meridianos de la acupuntura tradicional) y la red energética del planeta junto con la del Universo, activando un intercambio continuo de luz e información adecuada a cada ser. Esto se consigue liberando de bloqueos los principales puntos energéticos de los meridianos del cuerpo áurico, permitiendo la entrada y el flujo de esta nueva energía y la conexión con los trocitos de ADN junto a la reintegración de las «cuerdas» o «filamentos» (planos de existencia simultáneos o paralelos), permitiendo eliminar el antiguo esquema de enfermedades y desajustes electromagnéticos de la persona.

En la antigüedad, los rishis fueron capaces de percibir algo que hoy día se ha demostrado científicamente: se percataron de que el Universo está formado por miles de millones de «cuerdas» inteligentes, que se mantienen en una constante vibración, a estas cuerdas las llamaron *sutras*. En sánscrito la palabra *sutra* significa «grapa», «sutura», «hilo». Ellos consiguieron captar el sonido primordial del Universo, como si de un zumbido cósmico se tratara. ¿Te das cuenta de lo que esto significa? Eran capaces de percibir su propia frecuencia vibracional del ADN, ¡su código genético, su sello!

Es obvio que estoy hablando de culturas y civilizaciones mucho más avanzadas que la nuestra y no me refiero a los avances tecnológicos sino a la capacidad de comunicación que tenían con lo Divino, a La Conexión con el Universo, con la Naturaleza, con la Madre Tierra. Estas antiguas razas de seres humanos poseían entre otras muchas virtudes habilidades como la telepatía, la clarividencia y la intuición. Estaban conectados con su esencia, con la información necesaria para su supervivencia sin tener que depender de los demás, no como nos pasa ahora, que vivimos alejados de nosotros mismos, de nuestra autenticidad.

Tu mente no está confinada en tu cerebro. Es un campo energético de pensamiento que se puede estudiar mediante el magnetoencefalograma, que es una sonda aplicada en el exterior de la cabeza con la que se leen los campos de actividad neuronal sin tan siquiera tocar el cuerpo. Es a través de La Conexión que podemos acceder y afinarnos a la «información» contenida en los *registros akáshicos* o lo que hoy día se conoce como Campo Punto Cero, que son planos energéticos de la conciencia cósmica que actúan como archivos, en los cuales se graban o registran todas las situaciones, eventos, pensamientos, emociones, acciones y reacciones de las personas. En el Campo Punto Cero, todas las dimensiones y todos los tiempos pasan a la vez, pasado, presente y futuro fluyen al unísono. Es ahí donde reside la información perfecta existente para cada vida de este planeta, un diseño original que hará de ti el ser perfecto.

¿Te has preguntado alguna vez cómo es posible que del huevo fecundado de una gallina nazca un polluelo y no un gorrión? ¿Cómo puede ser que una simple semilla dé lugar a un majestuoso árbol? ¿O que, de una gota de esperma aparezca la maravillosa creación que somos? Creo que no. Y, la verdad, no acepto un –es de lógica pura– por respuesta.

Es a esa información a la que me refiero, en un momento determinado las células empiezan a dividirse, permitiendo la separación de los dedos, las manos, los brazos, los ojos, la nariz... y cómo no de todos los órganos. ¿De dónde han recibido o quién les ha enviado la orden para realizar tan extraordinaria proeza? Sólo han sido dos ejemplos entre un mar de infinidades que nos rodean constantemente allá donde miremos. Hay que estar muy ciego para no ver que el Universo entero se rige por una Inteligencia Divina, un poder muy superior al tuyo, y lo mismo sucede con el mínimo entendimiento que tenemos de nuestro cuerpo.

Albert Einstein decía que, si intentamos explicar todo con lo que ya sabemos, no progresamos. La raíz latina de «Universo» es *uni* que significa «uno» y *verso* que significa «paso» o «camino». La propia palabra nos lo está diciendo por sí sola: cada uno de nosotros tiene un camino único y genuino, para acceder a él basta con conectarse y entregarse al flujo energético del Campo para dejar que las cosas sucedan, ya que es donde se encuentra el propósito de Vida, toda la historia del planeta junto con la información personal de cada uno de los seres vivos que en él habitan. Gracias a La Conexión, podemos acceder a esta información, a estos «residuos de memoria» que revelan situaciones del presente, situándonos a cada uno en el camino de la vida, permitiendo avanzar en un estado de paz y de equilibrio que ayuda a esclarecer el porqué de nuestras elecciones y experiencias.

Así como existen estas dimensiones trascendentales con las que entramos en sintonía gracias a La Conexión, los seres humanos poseemos a la vez nuestros propios *registros akáshicos* contenidos en las espirales del ADN. El ADN se crea basándose en la experiencia y la relación según los contextos a los que el ser humano se ha expuesto a lo largo de su existencia, con lo cual, podemos decir que tiene su propia memoria.

Todos los seres vivos toman su fuente del ADN, que sabe exactamente qué y cómo informar para reparar y construirse a sí mismo, sustituyendo los elementos defectuosos de la codificación genética. De este modo, se convierte en el punto de partida de todas las proteínas restauradoras de células, que a su vez construyen y reparan el cuerpo.

Visualiza este ejemplo: si imaginas una marioneta con un brazo caído, pensarás que tiene el brazo roto, ¿no? Pero lo que en realidad tiene roto es el hilo que sostiene el brazo o quizás la cruz que sujeta los hilos desde las alturas invisibles. De igual manera entenderás que en algunas ocasiones la medicina convencional se preocupa del síntoma intentando curar el «brazo» cuando más bien hay que mirar algo más arriba y reparar el hilo que nos une con la energía del Universo. Por tanto, una vez efectuada La Conexión con el Campo, comienza un maravilloso proceso de autosanación que nos permite acceder a nuestra información genética universal, a la perfección de todo lo que fuimos en un principio, pudiendo controlar nuestra biología, nuestro sistema inmunológico, nuestra conciencia.

Lo que intento decirte, querido lector, es que tengas lo que tengas... ¡se puede cambiar!, ¡incluso tus enfermedades!, ¡cáncer, fibromialgia, deformaciones congénitas, depresión, estrés, sida, dolores crónicos, todo forma parte de tu ADN!

Lo que acabas de leer es algo realmente excepcional dentro de las técnicas de sanación, ahí reside su enorme potencial, no solamente se resuelven las posibles patologías, sino que la persona se sana al conectarla con su diseño original, con su impronta genética.

¿No te parece realmente maravilloso? Sé que te puede parecer extraño, asombroso. Es comprensible que muestres incredulidad ante este excelente regalo divino de los nuevos tiempos, pero déjame decirte que es cierto. ¡Existe y funciona! ¡Créetelo! Es tan real como que en este mismo instante estás leyendo y cogiendo el libro con tus manos, tan real como puedas sentir estos preciosos minutos en que descubres toda esta revelación en tu vida. Su veracidad ha sido demostrada tanto en la teoría como en la práctica por científicos físico cuánticos y nucleares, acabando con la lógica clásica de todos los pilares médicos y científicos.

La Conexión no distingue entre credos ni religiones, no conoce el tiempo ni el espacio, ha llegado a ti en momentos de revuelo, de confusión. No es sólo para unos pocos, es para todos aquellos que quieren entrar a formar parte de una nueva conciencia, de la hermosa responsabilidad de encontrarte con quien realmente has venido a ser, con la bella, magnífica y perfecta obra de arte que eres. La verdad es que, pese a estar en contacto con multitud de herramientas y disciplinas, no dejo de sorprenderme y maravillarme a diario con la rapidez de los resultados y la eficacia de esta revolucionaria técnica. No se puede describir con palabras la emoción y el agradecimiento que siento cada vez que una persona se tumba en la camilla. Siendo un canal energético y poniendo toda la intención del mundo en el acto de sanar, puedo sentir en mis manos cómo empieza a tejerse una nueva historia, un nuevo comienzo da lugar en sus vidas, nadie queda indiferente, siempre hay un antes y un después.

Son innumerables las reacciones y vivencias de las personas que han pasado por mis manos, todas y cada una de ellas se embarcan en su propio viaje, en su propia experiencia. Voy a mencionarte sólo algunos de los admirables beneficios y características que se producen al realizar La Conexión. Las descritas a continuación son comunes en todas las personas:

- Alivio inmediato de los síntomas por enfermedad, desequilibrio físico, psíquico o mental.
- Sensación de paz, tranquilidad y bienestar.
- Aumento de la confianza y la autoestima.
- Aumento de la capacidad cerebral, de los sentidos y la intuición.
- Desarrollo de capacidades sanadoras y autosanadoras.
- Aumento de la conciencia y de la consciencia.
- Se modifican las enfermedades genéticas.

Esta otra lista puede o no manifestarse de manera diferente en cada persona:

- Corrige malformaciones físicas (órganos, arterias, articulaciones...).
- Aumento de la creatividad y del desarrollo de habilidades psíquicas (videncia, canalización, aumento de la escritura automática...).

Para ir cerrando este capítulo, te diré que es necesario que entiendas y comprendas que tu propia conciencia genera, controla y transforma tu cuerpo. Son tus creencias las que te limitan al entendimiento y las que quizás no te permitan aceptar todo lo que has leído hasta ahora, recuerda que yo he pasado por lo mismo y sé de lo que hablo. Ha llegado el momento de utilizar esta conciencia en pos de una transformación total. Tus procesos mentales crean tu vida con cada uno de los destellos de tus pensamientos, cada vez que formulas un pensamiento te estás *re-creando*.

¿Eres consciente de mis palabras? ¿Asumes la responsabilidad de lo que esto significa? La Conexión te involucra a ti con todo lo que ello conlleva, con esa parte desconocida a la que aún no has querido enfrentarte, pero que reconoces como tuya, a ese proceso de autoconocimiento categórico e imparable que comienza una vez estás conectado al *campo de información*, a tu esencia. Te aseguro que tu cuerpo físico, emocional y mental va a reaccionar muy mal si sigues mirando atrás, no te permitirá que te «recrees» en tus antiguos patrones y comportamientos mentales, ya no hay cabida para ellos, tu nuevo «yo» los va a rechazar.

¿Qué es lo que te detiene? ¿De qué tienes miedo? ¿De lo desconocido, de qué pasará, del qué dirán? Vives con miedo la vida por temor a la muerte. Tienes miedo a no tener lo que deseas y a perder aquello que posees (pareja, casa, vehículo, joyas, dinero, viajes, amor, trabajo, aceptación, rechazo, éxito, poder, seguridad, estabilidad...). El miedo es una absurda invención del ser humano, el miedo está en tu mente, es ignorancia, date cuenta de que no es real. ¿Cómo puedes tener miedo de algo que ni conoces y mucho menos has experimentado?

Como dijo Robert Cody: «Ten el valor de vivir. Morir, eso lo sabe hacer cualquiera». El mundo es de los valientes. Limitarte a no hacer nada y quedarte de brazos cruzados es impedir el flujo de la vida, y con ello no quiero decir que tu inacción detenga el devenir de la evolución. Tú no puedes detener una ola por el simple hecho de mantenerte frente a ella.

¿No te das cuenta de que tu naturaleza como ser humano te obliga a actuar, aunque no quieras y que lo mejor es entrar en el juego de la vida?

Sólo por el hecho de experimentar y llevar el ritmo de la acción abriéndote a la novedad, ganarás salud, felicidad y prosperidad y, cómo no, evitarás mucho dolor y sufrimiento innecesario. Recuerda que, o formas parte del problema o formas parte de la solución, de ti depende. Existe un mecanismo de retroalimentación entre el Universo y tú. La elección es tuya, es muy simple de entender, tú estás vinculado al Campo del planeta, a su vibración. Todo lo que tú hagas queda registrado en él, todo y todos estamos enlazados unos con otros mediante su rejilla.

Es muy importante que entiendas y comprendas mis palabras: tú has venido a este mundo con una nota vibracional curativa definida, sólo te hace falta afinar, conectarte y vibrar con ella. No hay nada malo en todo tu ser, todo es y está como ha de ser, ¿acaso crees o pones en duda la Mano que te ha creado?, ¿de verdad piensas que te hubiesen podido hacer mejor? Mi respuesta es no.

¿Has observado que cuando te sientes insatisfecho con lo que eres o con lo que tienes sueles culpar a los demás de todos tus problemas? La culpa es muy tentadora, pero no te conduce a nada, ni te acerca a la comprensión, ni te va ayudar a solucionar el problema.

Si aceptas tu verdadera realidad, ¿dónde está el problema? Algunas personas persiguen la felicidad durante toda su vida y otras la crean.

TÚ ERES LO MÁS IMPORTANTE EN ESTE MUNDO, TÚ Y SOLAMENTE TÚ. Tan solo necesitas encontrar tu espacio y dejar de fijarte en los demás. Son muy pocas las personas en esta sociedad que se imaginan o creen que pueden ser libres viviendo la vida que ellos realmente quieren vivir y no la que les ha tocado vivir por imposición de los demás. Eso es lo que La Conexión hará por ti. Ya no vivirás atormentado, ni perturbado ni tan preocupado, entrarás en un estado de paz y quietud, de serenidad, un mecanismo de sanación y autosanación se pondrá en funcionamiento, una vía de conocimiento y de autoconocimiento, tendrás plena confianza en el proceso de la vida, pues te sentirás protegido y amado por ella.

Ahora tienes una gran oportunidad para cambiar, para ser tú mismo, para aumentar tu nivel vibracional y el del planeta. Basta de quejas, date cuenta de que si sólo cambias lo que haces, sólo conseguirás alterar transitoriamente tus acciones, pero si realmente quieres ver cambios en tu vida y en todo lo que te rodea, has de ser el cambio. Cuando cambias la forma de ver las cosas, las cosas cambian de forma. Sólo así tu mundo se transformará.

Y tú, mi querido lector, ¿qué haces para entrar en el juego de la vida?

Algún día en cualquier parte, en cualquier lugar,
indefectiblemente te encontrarás a ti mismo,
y ésa, sólo ésa, puede ser la más feliz o la más amarga de tus horas.

Pablo Neruda

ALIMENTACIÓN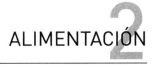

Nutrición Meta Biológica

La salud de todo el cuerpo se fragua en las oficinas del estómago.

Cervantes

Ante todo, vamos a distinguir dos conceptos que se confunden: la alimentación con la nutrición. Este último es el acto voluntario y consciente (al menos así debería ser, ya que tu salud y calidad de vida van a depender de ello) de ingerir alimentos y la manera como se ingieren. Mediante la alimentación, proporcionamos el combustible indispensable al cuerpo para que pueda funcionar correctamente y ejecutar las tareas básicas o cotidianas.

Existen muchas formas de alimentarse, pero sólo existe una forma para nutrirse.

El número de comidas que se pueden realizar con los alimentos es muy variada, pero cuando éstos quedan reducidos en el aparato digestivo en unas cuantas sustancias nutritivas, la nutrición es unitaria y monótona. Es entonces cuando acaba la alimentación y empieza la nutrición. La nutrición es uno de los más importantes y determinantes procesos biológicos por el que se satisfacen las necesidades energéticas del cuerpo. El organismo recibe, absorbe, asimila, transforma y utiliza las sustancias nutritivas necesarias que contienen los alimentos para el buen funcionamiento del cuerpo, la mente y el espíritu.

La nutrición como ciencia se refiere a aquellos nutrientes que contienen los alimentos (carbohidratos, proteínas, minerales, vitaminas, fibras, aceites, grasas, fermentados...) y todos los efectos y las consecuencias de la ingestión de estos nutrientes, por lo que es sumamente imprescindible dedicarle el cuidado que merece.

¿Y por qué?, te preguntarás. Presta atención: las investigaciones realizadas por los científicos del Instituto de Tecnología de Massachusetts (MLT) han confirmado y ratificado que, con la ingestión de un simple alimento, se producen cambios y modificaciones en la química básica del cerebro. ¿Te das cuenta? ¡Con un solo alimento!

Ahora, imagínate lo que esto representa a lo largo de un día, semanas, meses, años... toda la información que ha ido recibiendo tu cuerpo, tu mente, tu ser. ¿No crees que merece la pena recapacitar y empezar a ser muy consciente de todos tus hábitos alimentarios?

Con los tiempos que corren, la aplicación de un enfoque dietético para solventar una patología mental sería mucho más beneficiosa y menos dañina para el organismo que muchas de las terapias utilizadas hoy día. Tenemos el privilegio de vivir en una sociedad en la que hay gran abundancia de comida, aunque son muy pocas las personas que se alimentan y nutren correctamente. Algunas creen que comen sano y las demás simplemente jamás se han parado a reflexionar sobre ello. Hoy, la alimentación y los desórdenes nutricionales son de gran relevancia social. Evidentemente, los medios de comunicación y los estereotipos marcados por la moda contribuyen en sobremanera a ello, haciendo todo tipo de promesas relacionadas con el bienestar y la felicidad.

Hoy las personas comen por comer, por placer, por diversión, simplemente para sentirse bien y poder evadirse de la realidad, huyendo de sus problemas, anestesiando su mente. Craso error.

¡Hay que comer para vivir y no vivir para comer!

Son muy raras las veces en que se come conscientemente. Por norma general, es sólo cuando el cuerpo enferma que se presta atención a la alimentación y, la verdad, no demasiado bien. Se ha perdido de vista totalmente la única razón por la cual debemos alimentarnos a conciencia y aportar los nutrientes necesarios a nuestras células.

En la actualidad, los alimentos están prácticamente desvitalizados y desmineralizados, por no decir que carecen por completo de sus propiedades energéticas, nutritivas, regeneradoras y curativas necesarias para el buen funcionamiento del cuerpo humano.

Es obvio que existe un velo de silencio en el gran negocio de la industria alimentaria. Los productores de comida no quieren, ni mucho menos les interesa, que el público sepa de dónde proceden sus alimentos. Si así fuera, tal vez ni los comeríamos.

Eric Schlosser, autor del libro *Fast Food Nation* y protagonista del documental *Food, Inc.*, denuncia una industria que antepone sin muchos escrúpulos la rentabilidad y productividad a la salud de los consumidores. Robert Kenner, el director de esta cinta, explica como al principio quiso hacer un simple documental de todo el proceso productivo y lo que realmente se encontró fueron todas las puertas cerradas.

Robert Kenner dijo textualmente: «lo que más me asustó fue descubrir que nadie quería hablar conmigo, había tantos secretos y amenazas, que mi documental, sin quererlo, se había convertido en un filme de terror».

Los resultados de las investigaciones más recientes empiezan a ser realmente alarmistas, pues han descubierto que gran parte de las sustancias químicas utilizadas a diario (hormonas, pesticidas, insecticidas...), tanto en alimentos de origen animal como vegetal y sus respectivos envases plásticos, son los responsables de un gran deterioro y desequilibrio a nivel biológico.

Empieza a preguntarte desde ahora mismo, si es que aún no lo has hecho, por qué existe tanta obesidad, gente agresiva, infelicidad, todo tipo de trastornos y, cómo no, las pandemias que brotan violentamente en nuestros días. ¿O acaso consideras «normal» que una verde, llamativa, tiesa y reluciente lechuga de supermercado pueda conservarse en perfecto estado en tu nevera más de dos semanas?... En fin, sin comentarios. Éste es un punto que se ampliará más adelante en el apartado de las enfermedades.

Dentro de la Nutrición Meta Biológica resulta de vital importancia la utilización de alimentos procedentes de la agricultura biodinámica. Es decir, que no sólo posee las características del cultivo ecológico sino que va un paso más allá respetando la existencia de las fuerzas vitales «cósmicas» que influyen en todos los seres vivos, mediante prácticas específicas autosuficientes y preparaciones a base de plantas medicinales añadidas a los abonos de los distintos estiércoles, devolviendo a la maltrecha tierra sus propiedades.

Me estoy refiriendo a productos que son mucho más que un simple combustible, pues actúan a nivel físico, vital, mental y espiritual, trascendiendo lo racional y cuantificable.

La agricultura biodinámica, propuesta por Rudolf Steiner (filósofo, sabio, arquitecto, pedagogo, padre de la antroposofía, de la euritmia y la biodinámica) no contiene ningún producto químico de síntesis como insecticidas, hormonas, fumigantes, fungicidas, acaricidas, herbicidas, antibióticos..., así como ciertas sustancias y técnicas fitosanitarias que, a pesar de estar autorizadas por la normativa vigente, afectan de manera directa la vida del suelo.

La agricultura biodinámica no sólo se basa en el respeto por el medio ambiente en el que vivimos, sino también en las necesidades y fisiologías de los seres vivos que en él habitan, aportando múltiples remedios y prevenciones tanto para la vivificación de la tierra como de los animales. Su «alma mater» reside en el conocimiento espiritual de los reinos de la Naturaleza, considerando un TODO.

Su sostenibilidad a grandes rasgos se basa en:

- Mantener los recursos naturales y la productividad.
- Disminuir el impacto adverso en el medio ambiente.
- Disminuir la dependencia en los sistemas de producción.
- Garantizar un ingreso adecuado a los productores.
- Satisfacer las necesidades humanas de alimentos en calidad y cantidad.
- Atender las necesidades sociales de las familias y las comunidades rurales.

Los productos derivados de la agricultura biodinámica vienen comercializados bajo las marcas registradas *Demeter* y *Helios* que garantizan que sus productos no sólo han sido elaborados de manera ecológica, sino también respetando todo lo mencionado con anterioridad.

La correcta concentración de macronutrientes (proteínas, glúcidos y grasas) y micronutrientes (vitaminas y minerales) hace que el valor nutritivo de cualquier producto biodinámico sea admirablemente mayor al de los alimentos manipulados químicamente.

Por ponerte un pequeño ejemplo, te diré que en el maíz cultivado de forma biodinámica cabe destacar de manera notoria la presencia de altos niveles de vitamina C, hierro y magnesio, superando con creces a las del cultivo ecológico, y cómo no, algo totalmente inexistente en la agricultura masiva.

Es de vital importancia que tengas bien claro que los alimentos no sólo son el carburante necesario que aporta energía a nuestro cuerpo físico, sino que constituyen el factor de salud esencial de nuestras vidas.

Cada vez que ingieres un alimento, te nutres o te desequilibras, al igual que con cada pensamiento y acto que realizas. Esta energía resultante va a alterar y transformar tu bioquímica, convirtiéndose en la sustancia de la que están hechos nuestros tejidos, células... Eres lo que comes, no lo olvides.

Los alimentos son los que nutren el cuerpo, la mente y la conciencia.

En la antigüedad, mucho antes del desarrollo de la ciencia moderna, sin tener tantos avances tecnológicos como hoy en día, se consideraba que la comida era «medicina», ya nos lo dijo Hipócrates (460-377 a.C.): «Que el alimento sea tu medicina y la medicina tu alimento».

Hipócrates murió a la edad de 87 años, cuando la esperanza de vida en aquel entonces era de aproximadamente unos 42 años. ¿Eres consciente del poder que encierra su frase? Tómate unos segundos y piensa en ello.

Actualmente son bien conocidos los principios de una alimentación sana, aunque sigue existiendo mucha falta de información en la mayoría de las personas, se vuelve a reconocer el poder y las propiedades que ejercen los alimentos y las hierbas, sanando, purificando y corrigiendo los desequilibrios sobre cuerpo, mente y espíritu.

La alimentación que siguieron nuestros antepasados durante miles de años era mucho más equilibrada que la nuestra. Se basaba en cereales integrales, legumbres, verduras, frutas... Y pese a consumir productos de origen animal (en pequeñas cantidades, no como ahora), los contrarrestaban con productos nutritivos con otro tipo de cualidades, como frutos secos, algas, semillas o condimentos naturales.

Hoy día se conocen muchos tipos de dietas emergentes que te marcan las cantidades y los horarios, creando una fuerte insatisfacción física y emocional. Aparentemente son distintas entre sí, y en verdad, todas ellas buscan un único propósito: perder peso de manera rápida y milagrosa mediante la restricción o el abuso de ciertos alimentos.

Tanto el abuso como la restricción pueden causar daños irreparables en el organismo, como es el caso de los regímenes basados en el consumo de grasas, que producen un fuerte aumento del colesterol, concentrando depósitos de grasa en el hígado, o las dietas escasas en hidratos de carbono, que pueden provocar estreñimiento, cólicos e incluso cáncer de colon.

La palabra dieta procede del griego *diaita*, que significa manera de vivir. Ninguna de las dietas «milagro» o emergentes apunta a considerar al ser humano como una unidad íntegra. Se olvida por completo que para mantener sano al individuo son imprescindibles el entendimiento y la comprensión del cuerpo y sus necesidades, llevando una rutina sana y estable mediante la práctica de yoga y meditación, junto con una dieta individualizada. Sólo así se puede alcanzar la armonía y la felicidad en la totalidad del ser, siendo éste el objetivo de la original y eficaz Nutrición Meta Biológica.

Nutrición Meta Biológica

El hombre es un animal enfermo,
y el más enfermo de todas las especies vivientes.
Especialmente el hombre civilizado es una víctima
designada para todas las enfermedades degenerativas
porque ha hecho trampas en el juego de la naturaleza,
comiendo de todo, de todo a la vez, y de todo desnaturalizado.

P. V. Marchesseau

Cada vez más se va comprendiendo y divulgando la idea de que «somos lo que comemos». Se toma conciencia de que, cuando nos alimentamos, nos estamos proyectando y creando en el futuro.

A lo largo de nuestras vidas se han ido formando nuestras costumbres y hábitos alimenticios, muchos de los cuales sería conveniente cambiar, ya sea por desconocimiento del modo en que abastecemos nuestra unidad cuerpo-mente o por la condescendencia producto de la comodidad que muchos han adoptado ante la comida rápida, excusándose «por falta de tiempo».

Atrapados por las tendencias y los horarios, se ha ido deteriorando nuestra relación con la comida. El hecho de alimentarse se ha convertido en un acto puramente social y de poco entendimiento, en el que se da preferencia a aspectos que no tienen nada que ver con la nutrición. Para muchas personas, el acto de comer representa un sabotaje, una agresión a su cuerpo, a su «línea», y en el polo opuesto están las personas que se satisfacen con el placer incomparable de la comida, al que le dedicarían toda su vida.

Siempre han existido los extremos. Lo peligroso es que se ha incrementado vertiginosamente el número de personas que se sitúa en ellos.

Sea como sea, éstos son los principales desencadenantes que me llevaron a la creación y al desarrollo de la que hoy día se conoce como *Nutrición Meta Biológica*, una fusión de ciencias ancestrales como la Ayurveda (ciencia de la vida), el Kundalini Yoga junto con su Nutrición Yóguica, la Trofología y algunos de los más destacados métodos nutricionales de nuestros tiempos, como son *la Dieta de la Zona* del Dr. Barry Sears y la Nutrición Ortomolecular.

La palabra *meta* proviene del griego y significa más allá, y la palabra *Biológica* deriva de *Biología*, que proviene del griego *bios* (vida) y *logos* (ciencia). Por lo tanto, la Nutrición Meta Biológica como ciencia nutricional se ocupa del estudio y la repercusión de todos los aspectos o cambios relacionados y producidos por la ingesta de alimentos en los seres humanos, tanto a nivel interno como externo. Se basa en unos principios orientativos universales que son atemporales. Por definición, la palabra universal significa aplicable a cualquier situación, en este caso, me estoy refiriendo a todo lo relacionado con la comida.

Un par de datos muy importantes a tener en cuenta y a destacar son que la Nutrición Meta Biológica no sólo vuelve a recuperar la conexión con el sagrado acto de comer con que recibimos vida (¡y la vida lo es todo!), sino que también remarca las incompatibilidades químicas existentes en la manera como se combinan los alimentos entre sí, tema que he desarrollado en profundidad en el libro *La Nutrición Meta Biológica*.

Las comidas son rituales llenos de magia. Y no me estoy refiriendo a ningún tipo de celebración o reunión alrededor de una mesa, sino a la magia que nos proporcionan los alimentos, capaces de conservar y restablecer la salud, tanto a nivel físico, como mental y espiritual. El cocinar y preparar los alimentos adecuadamente para que nos generen energía, bienestar y equilibrio es un arte olvidado que hay que rescatar cuanto antes, y la Nutrición Meta Biológica hace especial énfasis en ello.

Los alimentos tienen un significado que va mucho más allá de lo material. Para verse beneficiado por completo de su magia, es necesario seguir ciertas pautas, hábitos y comportamientos. Una de ellos sin ir más lejos, es que el comensal ha de sentirse totalmente cómodo y libre, en una atmósfera de distensión. ¿Crees que es éste tu caso?, ¿te sientes identificado con mis palabras?, ¿no?... Entonces ¿qué es lo que te está pasando?

Te diré qué es lo que te pasa. Una y otra vez comes frente al televisor, envuelto en el ruido, en el nerviosismo, en las prisas, en las discusiones, alimentándote de forma mecánica, inconsciente, devorando sin apenas haber masticado, absorto en tu mundo lleno de pensamientos, de sentimientos y emociones totalmente caóticas, alejado de la realidad.

¡Sigues siendo víctima de otra de las grandes manipulaciones de nuestra sociedad!

Poco a poco, consciente o inconscientemente te estás envenenando, te estás matando.

De manera muy rápida, quiero recordarte que la boca está formada por diversas estructuras anatómicas extremadamente perfeccionadas, glándulas que en el momento de ingerir el primer bocado, captan y desempeñan funciones de vital importancia, desencadenando toda una serie de reacciones en tu interior. Durante la comida se debe empezar a adquirir el control y el dominio. Saber qué comer y cómo comer exige atención, y la Nutrición Meta Biológica te enseña a ello.

Quizás te estés preguntando, ¿de qué me está hablando?, ¡no entiendo nada!, ¿control y dominio de qué? Te contesto: de todo tu ser. En otras palabras, todo cuanto comas, dónde lo comas, cuándo lo comas y cómo lo comas, va a repercutir de manera directa o indirecta en todos y cada uno de los aspectos de tu vida.

¿No te das cuenta de la maravillosa ocasión que se te otorga al comer? Cada vez que te alimentas tienes la oportunidad de armonizar todas tus células, enriquecer, embellecer y transformar tu existencia. Piénsalo detenidamente unos segundos: la información está en tu interior, yo tan sólo soy el mensajero que te refresca la memoria y te recuerda algo que ya sabes.

Esta técnica abarca y propone un conjunto de medidas orientadas al mantenimiento y la prevención de la salud, así como el tratamiento de las enfermedades, un regreso a lo natural basándose en la combinación de rápidas y sencillas prácticas de concentración y respiración, junto con en el verdadero y sutil poder energético de los alimentos, a través de la utilización de ingredientes cultivados tan biodinámicamente como sea posible, libres de pesticidas, de fertilizantes químicos, sin colorantes ni aditivos, empleando también una amplia gama de recursos autocurativos totalmente compatibles y beneficiosos para el ser humano.

Su éxito reside en tratar a la persona como un «todo» (física, mental, emocional y espiritualmente) activando las defensas del organismo para favorecer la sanación de forma natural. Se trata de un plan nutricional equilibrado con una única finalidad, aportar al organismo todo lo que necesita respetando la individualidad bioquímica de cada persona. Es de vital importancia reconocer las necesidades individuales de cada organismo, es por ello que resulta prácticamente imposible elaborar una dieta genérica saludable para todo el mundo, aunque sí existe una serie de alimentos que actúan como base ayudando a mantener el organismo en un estado óptimo de salud.

A diferencia de las dietas emergentes, esta innovadora y revolucionaria técnica no trata de controlar y traumatizar a las personas, sino que enseña a cambiar sus hábitos y patrones alimenticios. Así es como realmente se consigue la correcta y duradera «dieta», apostando por la implicación del individuo en una nueva y más variada forma de alimentarse.

La Nutrición Meta Biológica no es estrictamente una dieta vegetariana, aunque remarca la importancia de restringir el consumo de proteína animal y enseña a contrarrestar sus efectos dañinos en las personas. En su lugar, propone un aumento en el consumo de proteína vegetal, dada la maravillosa y excelente lista de propiedades que poseen, beneficiosas tanto para la salud como para el equilibrio y el bienestar del ser humano.

Otro de los factores a destacar de la Nutrición Meta Biológica es que, pese a tener una clara tendencia al vegetarianismo, utiliza suplementos alimenticios de procedencia animal, ricos en ácidos grasos omega 3, totalmente indispensables para una vida sana y equilibrada. Así lo demostraron los doctores Samuelsson, Vane y Bergström al ganar el Premio Nobel de Medicina en 1982 por sus descubrimientos en el campo de los eicosanoides, hormonas informadoras y restauradoras de múltiples funciones celulares, procedentes de los ácidos grasos omega 3 que, a su vez, intervienen en el estado físico, mental y emocional.

Es a raíz de estos descubrimientos que el Dr. Barry Sears, formado en el Instituto Tecnológico de Massachusetts, ideó *la Dieta de La Zona* basada en el equilibrio hormonal y metabólico a través de una alimentación que busca moderar la producción de insulina, aportando una notable carga de aceites omega 3 destilados molecularmente y libres de metales pesados, para favorecer la producción de eicosanoides.

Como te habrás dado cuenta, en el mercado existen gran variedad de productos ricos en ácidos grasos omega 3 (galletas, leche, pastas...), la gran mayoría de ellos procesados inadecuadamente y de muy dudoso origen, que aportan cantidades que pasan totalmente desapercibidas para nuestro organismo. De ahí la vital importancia que tienen dentro de la Nutrición Meta Biológica la seriedad en la procedencia, el uso y el consumo adecuado de los suplementos alimentarios ácidos grasos omega 3.

Al ser una técnica altamente eficaz, que tiene por principios tratar al individuo de manera integral, es bien sabido, por poner un ejemplo, que para las personas crónicamente obesas no basta con el cambio de dieta para solucionar el problema, y lo mismo sucede en el caso contrario. En esta cuestión, la Nutrición Meta Biológica toma el control en el plano sutil, abordando el problema desde un punto de vista totalmente diferente al que utilizan la gran mayoría de técnicas derrotistas, que lo único que consiguen es agravar el trastorno de la persona.

Hoy por hoy, sabemos que una terapia nutricional totalmente personalizada según las necesidades del individuo será de vital importancia para la salud, el equilibrio y la armonía de cuerpo, mente y espíritu, siempre y cuando esté basada en la reeducación de la alimentación y su ingesta. A diferencia de otras dietas, este método señala la importancia de utilizar preparados medicinales naturales y suplementos nutritivos específicos, dado que en la actualidad los alimentos están totalmente desvitalizados y despojados de sus propiedades, ya que resulta evidente que si el estrés consume nutrientes extras, también se necesitará el aporte extra de nutrientes.

Es gracias a la excelente combinación de todo lo mencionado anteriormente que la Nutrición Meta Biológica consigue llevar al equilibrio a la persona. Mencionaré sólo algunas de sus características y beneficios:

- Elimina de manera constante las toxinas del organismo.
- Repara las lesiones producidas por el estrés.
- Equilibra las glándulas.
- Repara y corrige trastornos relacionados con el sistema digestivo.
- Repara los daños causados por la mala irrigación sanguínea.
- Provee a las neuronas de sus correspondientes sustancias para su buen funcionamiento.
- Respeta los biorritmos del cuerpo.
- Reduce correctamente la ingesta de grasas.
- Hace hincapié en la respiración.
- Enfatiza el modo, la preparación y la ingesta de los alimentos.
- Se basa en el verdadero y sutil poder energético de los alimentos.
- Utiliza los colores, texturas y sabores para alcanzar el equilibrio.
- Utiliza suplementos alimenticios, etc…

De nuevo quiero remarcar la importancia que tienen los productos biodinámicos o en su defecto orgánicos dentro de la Nutrición Meta Biológica, para ello puede ser de tu interés saber, que ya existen hospitales norteamericanos que han decidido cambiar su menú a base de la «típica sopa de pollo hormonado» por una alimentación mucho más saludable a base de frutas y verduras cultivadas de forma natural en granjas locales. Hospitales como el de Santa Cruz en California producen sus propias verduras ecológicas y el Hospital Swedish Covenant, en Chicago, ofrece comidas enteramente orgánicas. Y eso es sólo por ponerte un pequeño ejemplo.

El cuerpo humano, entre otras cosas, no fue creado para metabolizar la comida artificial, ni ingerir grasas hidrogenadas o químicamente alteradas que eliminan la función propia de la naturaleza, obligando al metabolismo y al proceso digestivo a realizar un terrible esfuerzo, con todo lo que ello conlleva.

¡La ingesta de este tipo de alimentos significa robarle vida a tu cuerpo, a todo tu ser, te intoxica, te vuelve pesado, infeliz, te engorda y deprime!

En pocas palabras: te envenenan y matan lentamente.

Mi intención a lo largo de todo este capítulo es que la frase «eres lo que comes» se transforme en pensamiento, y que no sólo actúe en tu cuerpo físico y en tu vida, sino que influya de manera consciente en tu conciencia. Es por ello que la Nutrición Meta Biológica, al igual que la Ayurveda, considera los alimentos en su totalidad, teniendo muy presente que no se tratan de simples portadores de energía para el cuerpo, sino que influyen de manera directa traspasando el mundo de los sentidos. Si logras comprender y entender en su totalidad este concepto y lo aplicas a diario en tu vida, habrás realizado algo por ti mismo que nadie más será capaz de hacer.

Cada vez que te dispongas a comer, reflexiona unos segundos y piensa…, ¿estoy invitando a un amigo o a un enemigo?

Por último decirte que han sido muchas y muy relevantes las distintas etapas de experimentación nutricional que yo mismo he vivido, y tantas las capas desprendidas con la constante purificación de mi organismo, que cada vez que contemplo maravillado la transformación que he creado, la nueva persona que soy, a la que siempre quise ver y sentir, me veo totalmente incapacitado de dar marcha atrás en todos y cada uno de los gratificantes hábitos adquiridos durante este tiempo. Por eso te animo a que dejes atrás los pesados años de crisálida y que des paso a la hermosa y alegre mariposa que hay en ti.

Lo que es alimento para unos, para otros es veneno amargo.

Lucrecio

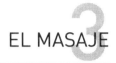

Masaje Californiano (ESALEN)

Nadie puede ser feliz o tener salud mientras se encuentre en desequilibrio, sencillamente porque no es lo natural.

Deepak Chopra

En estas páginas hallarás el porqué de la importancia del masaje. Poco a poco se van reconociendo los beneficios de un arte milenario, muy eficaz en el mantenimiento de una óptima salud. Cuando acabes de leer este capítulo, te darás cuenta de lo necesario que es recibir habitualmente un buen y profesional masaje terapéutico. Hoy por hoy existe una gran variedad de masajes, no obstante, te voy a transmitir la técnica que, por mi experiencia y, dados los tiempos que corren, es la más eficaz de todas cuantas puedes encontrar en el sector.

Con frecuencia las personas asocian el masaje a un método de relajación vinculado a centros vacacionales, balnearios, gimnasios y *spas*. También se asocia con la estética y la belleza y, por último, y cada vez más solicitados, están los masajes descontracturantes y deportivos, que trabajan de forma impersonal, lejos de todo fundamento holístico, la musculatura y la estructura ósea, intentando aliviar los típicos males de nuestra época (dolores de espalda, tensiones, estrés, graves problemas de cervicales, lumbares en estado agónico, insomnio, malas posturas...). Existe, además, una tendencia a la búsqueda de los masajes que están de moda o aquellos masajes agresivos que hacen «crujir» el cuerpo, esperando un reajuste del esquema corporal, y que lo único que consiguen es traumatizar nuestras articulaciones y músculos. Lamentablemente, una vez más, la falta de conocimiento impide aprovechar el amplio abanico de beneficios que el masaje aporta a la salud física y mental.

Es necesario hacer hincapié en la actitud mental que tú, como receptor de un masaje, deberías poner en práctica. Empieza por hacer una búsqueda personalizada y seria de la técnica y, cómo no, del profesional que va a manipular tu cuerpo. Intenta adoptar una perspectiva muy distinta a la que, por desconocimiento, la gran mayoría tiene del hábito del masaje. Y, de una vez por todas, toma la decisión, el compromiso, de que pase a formar parte de tu vida.

La piel también nos alimenta

¿Sabías que no sólo nos nutrimos a través del acto de alimentarnos, sino que también lo hacemos mediante nuestra capa externa, llamada «piel»?

Sí, has leído bien. Tu salud también depende en gran parte de esto último. Es bien sabido que el ser humano se nutre de alimentos, experiencias y emociones. Todo ello sucede a nivel interno reflejándose en nuestro exterior. A través de la piel, también podemos nutrir, desintoxicar y equilibrar nuestro organismo psicofísico. Y para ello sólo hay un modo: el milenario arte del masaje. El masaje constituye un pilar esencial en la salud del ser humano, pues somos seres en permanente necesidad de contacto físico; si no, en vez de piel poseeríamos cualquier otro tipo de protección externa, como plumas o escamas.

Y pese a que existimos en una sociedad plagada de abundancia, el ser humano se ha transformado lentamente en un «mendigo de contacto físico». Por la piel, que es el órgano más extenso del cuerpo, pasan miles de terminaciones nerviosas que conectan directamente nuestro cerebro. El más breve roce tiene un impacto directo sobre nuestras sensaciones. En el tamaño de una moneda hay tres millones de células, cien o más glándulas sudoríparas y un kilómetro de vasos sanguíneos con más de 600.000 receptores sensoriales de todo tipo. La piel está en constante comunicación con el cerebro, incluso mientras dormimos. La piel diferencia, piensa, conoce, expresa, siente, crea y recibe amor.

Cualquier tipo de represión de las emociones queda almacenada a lo largo de todo nuestro cuerpo; esta *información* o *memoria* de todo lo sucedido queda grabada en los músculos. Las emociones reprimidas memorizadas por todo el cuerpo dan lugar a las enfermedades, de ahí la importancia del hábito de recibir masajes ya que, gracias a este maravilloso arte, se puede anular y borrar del cuerpo esa memoria autodestructiva.

Por eso, en casos como la fibromialgia, que es un estado mental que provoca dolor muscular generalizado, resulte totalmente imprescindible y aconsejable el aplicar de manera persistente y continua un buen masaje terapéutico. Hay un sentido vital en la necesidad de ser tocado con conciencia y sabiduría, ya que cada milímetro de tu piel, cada punto energético, ha sido ubicado de manera *divina*, sin más función que la de proporcionar bienestar.

Hazte una pregunta. ¿Cuál es el sentido que da vida a todo contacto físico y, por lo tanto, a cualquier forma de masaje conocido?

La respuesta es el tacto

El tacto es un sentido fundamental para el desarrollo emocional y físico del ser humano, no sólo por la expresión de afecto que encierra una caricia, sino porque la piel es un *órgano-farmacia* que posee funciones muy complejas. El tacto te ha sido dado para que experimentes el sentido más profundo y extenso del fascinante enigma de tu naturaleza más íntima. En él se encuentra la experiencia de la ingravidez, de la vida intrauterina.

Desde el primer aliento de vida, existe una necesidad protectora estrechamente vinculada a los brazos maternos, pues nos transmiten sensaciones y sentimientos de afecto que resultan cruciales para el buen desarrollo de la estabilidad emocional. Cuando esta necesidad no encuentra una respuesta adecuada, empiezan a surgir los bloqueos y mecanismos de autodefensa que, poco a poco, van creando las dolorosas e inquebrantables corazas que inhiben la capacidad de expresión, originando distintas y múltiples patologías, desequilibrios emocionales, así como la eterna sensación de falta de afecto, la timidez, la inseguridad extrema y un sinfín de reacciones relacionadas, en definitiva, con la ausencia de estímulos afectivos.

Desde los orígenes de la humanidad, el masaje ha constituido parte principal de los procesos de sanación. En sus principios, el hombre fue observando la diferencia que había en los recién nacidos cuando recibían el contacto físico de su madre o cuando eran despojados de las caricias, para vivir en contacto directo con la naturaleza. El niño que ha sido abrazado, acariciado, AMADO, es un hombre seguro de sí mismo, sano y con pensamientos de calidad.

¿Te das cuenta? Es ahí donde arrancan gran parte de los conflictos que sufren las personas en la actualidad.

Cierra los ojos, mantenlos cerrados unos segundos, hazlo y no te cuestiones... Ahora intenta sólo recordar el primer instante de conciencia, en que una mano repleta de amor se acercaba y acariciaba tu cabeza, tu mejilla... Sigue con los ojos cerrados y continúa recreando esas sensaciones, esos sentimientos de tu infancia, de tu adolescencia, cuando con sólo una suave y leve caricia, o un tímido beso, todo tu cuerpo, todo tu ser, se estremecía y sentías un maravilloso y embriagador hormigueo.

¿Acaso no recuerdas qué es lo que haces cuando te enfermas del estómago? De manera intuitiva necesitas sentir el contacto de unos abrazos protectores, unas caricias, ¡unas manos sanadoras!

Entonces, ¿qué es lo que te pasa?, ¡no te das cuenta!, ¡despierta!, ¡estás vivo!, ¿acaso ya has olvidado lo grandioso que es y que fue para este amado ser que eres el mundo del afecto y del amor a través del tacto?

Quizás ahora puedas empezar a entender la vital trascendencia que deseo transmitirte acerca de este arte, de la importancia y el respeto que se merecen el masaje y sus milenarias técnicas, de lo fundamentales que son para nuestra vida, porque nos ayudan a regular y restablecer de manera profunda, a través de la piel, todo nuestro ser.

Sus alcances son tan extraordinarios que aún hoy nos seguimos maravillando de su magia. El estímulo de la piel mediante el masaje hace que los nervios, vasos y glándulas lleven información vital aportando nutrientes a todos los demás órganos, y nos ayuden a regular las disfunciones del cuerpo.

Por otra parte, un buen masaje impulsa los procesos de regeneración celular que tienen lugar dentro de las siete capas de la piel, logra equilibrar el sistema circulatorio y drenar las toxinas existentes en el sistema linfático.

Este conocimiento llevó a los sabios de diferentes partes del globo a desarrollar distintas técnicas, realizando enormes aportaciones en el arte del masaje.

Son muchas y muy variopintas las formas que adoptan los masajes según la región del planeta del que provienen. Así podemos encontrar desde el específico masaje quiropráctico, el sueco, el ayurvédico, el shiatsu, el geotermal, el tradicional tuina… hasta el ceremonioso masaje tailandés.

Estos diferentes tipos de masajes son mucho más que un medio para relajar la musculatura y calmar la mente: son poderosos tratamientos para equilibrar y estimular los canales energéticos del cuerpo, pues conducen a la mente al autoconocimiento interior, dando como resultado una completa experiencia holística.

Partiendo de la base de que cada ser humano es un universo, comprenderás nuestras tendencias a ciertos tipos de caricias y técnicas manuales. Dependiendo de la tipología de cada persona, habrá quienes estén dispuestas a recibir un vigoroso masaje a base de torsiones y movilizaciones, y otras que ansiarán una suave descarga de apaciguadoras caricias pese a que, en algunas ocasiones, no sea ésta la mejor elección para su correspondiente biotipo.

Y ahora sí. Permíteme presentarte el Masaje Californiano (ESALEN), una de las valiosas e innovadoras herramientas que utilizo en mi sistema integral personalizado de salud y bienestar.

Masaje Californiano (ESALEN)

Donde comienza el contacto físico,
comienzan también el amor y la humanidad.

Ashley Montagu

Anticipando la crisis emocional que irrumpió en la sociedad del nuevo milenio a finales de los sesenta, el prestigioso Instituto ESALEN de California

(Estados Unidos) hizo historia en el mundo de las terapias y las medicinas alternativas: un grupo de inquietos terapeutas corporales, entre ellos psiquiatras, masajistas, profesores de yoga, psicólogos, bailarines y filósofos, alumbraron el hoy conocido Masaje Californiano.

El Masaje Californiano es una fusión entre Oriente y Occidente. En él, se funden los principios de las terapias occidentales junto con las técnicas tradicionales de las medicinas orientales. Se enfoca en los aspectos psicofísicos y emocionales de la persona, centrándose en su existencia, en su esencia.

El Masaje Californiano (ESALEN) insiste principalmente en la noción fundamental de la calidad del contacto y, sobre todo, trata el cuerpo como una unidad de energía en movimiento. Su propósito es integrar la totalidad del cuerpo con movimientos largos y suaves, junto con profundos toques envolventes. La brillante y magistral fusión de pases del masaje ayurvédico, sueco, drenaje linfático, reflexología, tailandés o tuina, ha dado como resultado una danza de movimientos altamente eficaces en el equilibrio del sistema nervioso autónomo, transportando todo el esquema corporal al infinito placer de regresar al útero materno. Sus pases envolventes y los movimientos circulares se convierten en olas entrando en la arena convertida en cuerpo humano. Al incidir de manera positiva sobre el sistema nervioso vegetativo, que es el encargado de regular los estados de calma y de reposo, nos envuelve llevándonos a un estado consciente de sentimientos positivos gracias a la secreción de endorfinas, hormonas que actúan como una especie de morfina, alimentando la atmósfera de la calidez, la ternura y la protección que necesitamos para sentirnos plenos interiormente.

Para no alargar más el capítulo, te voy a contar mis razones de por qué he escogido trabajar con el Masaje Californiano (ESALEN).

El énfasis dado en el trabajo sobre la energía sutil del paciente hace de este masaje una herramienta vital de los nuevos tiempos de información en el que transitamos, ayudando a alcanzar el bienestar psicofísico de todos los biotipos de personas. Es decir: es un masaje apto para todo el mundo.

Éstas son algunas de sus maravillosas características y beneficios:

- Llega a puntos recónditos del cuerpo de los que muchas veces no somos conscientes.

- Ejerce un fuerte estímulo a nivel del sistema nervioso.
- Acaba con los dolores crónicos del organismo.
- Alivia y hace desaparecer dolores musculares y articulares.
- Favorece una relajación profunda y placentera.
- Neutraliza los devastadores efectos del estrés fisiológico y emocional.
- Estimula la liberación de la acetilcolina (neurotransmisor de todas las terminaciones del sistema nervioso vegetativo).
- Drena las toxinas existentes en el sistema linfático.
- Tonifica, armoniza, regenera y reafirma todos los tejidos.
- Reactiva la circulación.
- Utiliza aceites vegetales y esenciales medicinales totalmente personalizados.

Si aún no te has maravillado de los beneficios que se obtienen con un simple masaje terapéutico, te diré que uno de los puntos más importantes a tener en cuenta es que el Masaje Californiano no se contrapone a ningún tipo de terapia, sino más bien todo lo contrario, pues es uno de entre los escasos permitidos para pacientes en estado terminal en muchas clínicas de Norteamérica.

Por último, quiero recordarte que eres único e irrepetible, tu cuerpo se te ha dado para ayudarte, para encontrarte, para reconciliarte con tu esencia y descubrir un estado de plenitud sensorial, de calma, de sosiego, de esplendor y de brillo entregado por uno de los recursos más poderosos que tenemos para ello: LA PIEL. Es a través del profundo conocimiento de la estructura del cuerpo humano y de la sabiduría de unas manos expertas que podrás experimentarlo.

De nuevo, TÚ eliges…

Existe, en verdad, un magnetismo, o más bien una electricidad del amor que se comunica por el solo contacto de las yemas de los dedos.

Abate Galiani

Kundalini Yoga

Aquellos que buscan a Dios en su interior, llámale Alá, Buda, Amor, Energía,
llámalo como quieras Él o Ella, ya que al único que le preocupa es a ti, lo encuentran.
Aquellos que buscan a Dios en el exterior malgastan su tiempo y sus vidas.
Todos aquellos que se rigen y siguen las reglas en la esencia de su ser, por la acción,
por el pensamiento, por el hecho son dueños de su destino.
Cada vez que nos entregamos al Universo y nos postramos a sus pies,
somos tiernamente abrazados por el Creador.
La vida es plena y consciente con esta unión.
Esto es Yoga.

Yogui Bhajan (extracto)

Ante todo, tengo la imperiosa necesidad de remarcar lo vital que siempre ha resultado la práctica regular de ejercicio físico a lo largo de la historia de la humanidad. El cuerpo fue diseñado para el movimiento y la actividad física. Son ya diversos los estudios publicados que han demostrado que la inactividad prolongada resulta altamente perjudicial para la salud. Y con todo, nuestra «obesa», «cómoda» e «inactiva» sociedad actual pretende pasar por alto una de las más esenciales necesidades del cuerpo: la actividad física.

El cuerpo es el aspecto más tosco de la pirámide humana, así que merece todos tus cuidados y atenciones. Has de ser consciente de que a través de la inactividad lo único que vas a conseguir es que tu organismo se atrofie.

Hoy día existe gran variedad de deportes y ejercicios físicos con los que tienes la maravillosa oportunidad de incrementar tu calidad y esperanza de vida. Es bien sabido que, dentro de este gran abanico de posibilidades para ejercitarte, existen técnicas y ciencias ancestrales altamente eficaces que, en apariencia, puedan resultarte un poco complejas de explorar por tus sentidos, ya que no sólo se centran en lo que a simple vista puedes percibir físicamente, sino que también lo hacen a un nivel mucho más profundo, como en las leyes sutiles que regentan los planos emocional, mental y espiritual.

Sin lugar a dudas, de entre todas estas técnicas milenarias me estoy refiriendo a una en concreto: el YOGA, la ciencia «de la humanidad para la humanidad».

Las primeras formas de yoga ya existían hace unos 10.000 años, y se dice que las ciencias humanas del yoga han sido sistematizadas y utilizadas en todas sus formas evolucionadas desde hace 40.000 años. Algunos de sus registros más arcaicos se encontraron en manuscritos del Tíbet. El yoga, tecnología universalmente conocida por hacer emerger la conciencia, tiene sus raíces en diversas culturas antiguas como la china, la hindú y la maya, siendo de éstas la hindú la más destacada y conocida. El yoga tiene sus orígenes en el momento en que el ser humano se dio cuenta y experimentó que podía vivir de manera consciente. Es en ese preciso y maravilloso instante donde se encuentra la base sólida de sus inicios, en la experiencia humana. Para comenzar a introducirte en una de las más relevantes y extraordinarias herramientas de todos los tiempos, te diré que estás ante la disciplina que compromete tu vida hacia el poder de la verdad, un viaje intenso donde trabajarás por encima de tus propios límites. Mediante esta práctica ejecutarás los cambios más trascendentales y valientes de tu vida.

Hace ya un par de décadas que el yoga se ha ido abriendo camino con fuerza en el panorama actual, aunque su descubrimiento y el de sus notables excelencias por los occidentales no es para nada reciente, dado que por ejemplo Alejandro Magno ya fue instruido en aquel entonces por un yogui llamado *Kalyana* (Swami Sphines), Kalanos para los griegos y otras muchas personalidades como Hermann Hesse, Víctor Hugo, Pierre Loti, Roman Roland o Lamartine destacarían ya varias décadas atrás la urgencia y necesidad de la práctica de yoga en Occidente.

Hoy por hoy escuchamos y leemos sobre cientos de formas distintas de yoga con nombres curiosos y difíciles de pronunciar, que prometen el desarrollo de tu espíritu y, cómo no, la panacea de sobrellevar la carga infernal de la vida actual, llena de excesos y tensiones. Pero, a decir verdad, la gran mayoría de las personas aún no tienen ni la más mínima comprensión acerca de los objetivos ni del concepto central del yoga. Mas aún, se han creado un concepto caricaturesco: el típico personaje que practica yoga como un ser en permanente postura de Loto, desapegado del mundo, en estado de trance entonando el mantra *om*... Algo de lo más absurdo, teniendo en cuenta la imparable actividad física y magnitud de esta inconmensurable ciencia humana.

Hay creencias de todo tipo. En un gesto de obvia ignorancia, algunos piensan que se trata de una religión, otros consideran que es un ejercicio físico para tonificar el cuerpo dotándolo de vitalidad y salud, por no hablar de quienes creen que simplemente es un método muy eficaz para relajar la mente y reducir el estrés. Pues bien, te diré que es todo eso y, al mismo tiempo, nada de eso. El yoga es un conjunto de prácticas multidisciplinarias tan poderosas que en la actualidad ha revolucionado el panorama del ser humano moderno, tal y como fueron los pronósticos de los maestros que desde Oriente trajeron estas enseñanzas para sanar al que tuviese el coraje de hacerlo. Sí, he dicho bien, *coraje*: la practica del yoga implica un cambio drástico de los hábitos mentales, psíquicos, emocionales y conductuales entre otras muchas cosas.

El yoga abarca un conjunto de actividades en cada una de sus prácticas o sesiones. Según el tipo de yoga que practiques, sus acciones se enfocarán más en trabajar el cuerpo físico, la mente o el contacto con tu ser espiritual. En la gran mayoría se trabajan estas tres partes juntas; has de ser consciente de que te estarás involucrando con la totalidad de lo que comprende la unidad cuerpo-mente.

El yoga nació en ese instante en que la conciencia pasó a danzar junto con el esquema corporal, en el que la mente calló y el ser puro acarició el aire dentro del espacio sagrado que habita en el cuerpo receptivo y silencioso. En el yoga la respiración apaciguó el dolor de la exigencia física y el hombre se sintió perfecto y divino como es su derecho y deber por excelencia. Su práctica habitual es el proceso en el que sacarás de tu ser todos los años de vida tóxica acumulada, y en esto último deberás incluir todos los elementos que contaminan a diario tu vida (personas, emociones, alimentos, creencias, pensamientos, adicciones…) dejando así al descubierto la bella escultura que encierras dentro de ti.

Al principio, seguramente notarás tensiones y resistencia en tu cuerpo, ya que el yoga estará activando zonas que, con toda seguridad, han estado dormidas, a causa de malas posturas, kilos de más y una alimentación descuidada. Es muy probable que en alguna de sus sesiones, las dudas y la inquietud se apoderen de tu mente cuando te sientas algo incómodo y desubicado. A mi me pasó y, por norma general, suele pasarle a todo el mundo. Lamentablemente durante la infancia y la adolescencia no nos educan en la práctica de la respiración consciente, ni en los estiramientos físicos, así que permítete experimentar un cierto desajuste al principio de tus prácticas y recuerda que, por mucho yoga que practiques para lograr tu magnificencia, no necesitas volverte un yogui vestido con ropas típicas de la India. No es un lavado de cerebro para clonar seres místicos, tampoco necesitas abandonar todo lo que has sido hasta ahora (al menos que decidas que esto último es lo que realmente necesitas para estar mejor, claro está).

No importa ni cuándo ni cómo decidas empezar este revelador camino. Ya sea a los dieciocho o a los ochenta, estarás iniciando el más grande de los procesos de autoconocimiento inimaginables. El yoga traspasa las barreras de la edad y la condición física para trasladarte a la ciencia de la perfección humana, de todos y para todos, aunque tengo una mala noticia: siento decirte que no existe una máquina que haga yoga por ti.

A menudo leemos sobre las grandes personalidades que son practicantes de yoga, así como también observamos maravillados cómo la gran mayoría de estas celebridades exhiben cuerpos radiantes, posturas perfectas y rostros llenos de carisma, cómo es de esperar de quienes reciben crédito en gran parte por su atractivo físico. La única diferencia entre estos personajes y tú es que ellos han salido en búsqueda de una perfección como parte de su trabajo, algo de lo que tú deberías aprender. Esculpir isométricamente cada músculo de tu cuerpo, rejuvenecer articulaciones, órganos y glándulas, reducir tu edad biológica, alcanzar la maestría de tu personalidad y brillar como la luz más radiante del firmamento, no es más que la simple y real misión del yoga, misión que has de convertir en tuya por amor infinito a este planeta y a la humanidad, que no es más que el amor infinito por ti mismo.

Sigamos considerando el significado de la palabra «yoga». La palabra «yoga» y la palabra «yugo» provienen del sánscrito *juguit,* que quiere decir «unión», donde la mente y el cuerpo no son entidades aisladas, sino que se relacionan íntimamente. Es la unión de la conciencia individual con la conciencia infinita. Según la filosofía tántrica, el ser humano tiene dos polos opuestos, el primero llamado *Shiva* (masculino) reside en la cabeza, es la conciencia, el eterno observador, inmóvil e invariable. El otro polo está situado entre los órganos sexuales y el ano. Es *Shakti* (femenino), la energía creadora en constante variación, agitación e inconsciencia. Éste es el objetivo, el equilibrio y la neutralidad de la dualidad existente entre ambos polos.

El yoga es una aventura de la conciencia, un camino de desarrollo personal cuyo objetivo es la integración de cuerpo, mente y espíritu que se obtiene alcanzando, manteniendo y expandiendo un elevado estado de conciencia. Este estado se alcanza mediante la práctica de las *asanas* (ejercicios y posturas físicas), el *pranayam* (control de la respiración) y la meditación. Puedo asegurarte que el cuerpo se trabaja y perfecciona de forma inigualable tanto interna como externamente, tu postura se modificará de manera impactante y podrás contemplar con asombro todos los cambios que se irán produciendo de forma paulatina pero evidente. En otras palabras, es la ciencia de optimizar, refinar y mejorar nuestra relación con nosotros mismos junto con todo aquello que nos rodea, para así poder alcanzar nuestros potenciales y propósitos más elevados.

Para que sigas formándote una pequeña idea de su grandeza, quisiera detenerme unos instantes en los textos clásicos que, contradiciendo a lo difundido habitualmente, jamás han asociado el yoga a un estado de calma, paz o tranquilidad, sino más bien al poder, a la energía, a la fuerza y la vitalidad.

Entonces la pregunta es: ¿quién o qué cambió estos conceptos? La verdad es que no lo sé y tampoco creo que tenga demasiada importancia, pero sí es cierto que la gran mayoría de las personas tienen un concepto muy equivocado sobre lo que el yoga representa en sí.

Permíteme que ponga un ejemplo. Hace unos 55 años, la expectativa de vida en Occidente era de 60 años y durante la Edad Media, de 40 años. Intenta concentrarte un poco e imaginar por un momento cuál sería la expectativa de vida 3.000 años antes del Imperio romano, ¡su promedio de edad era de 20 años! La población era muy joven, con lo cual, el yoga que surgió en dicha época era para una población adolescente y vigorosa, lo que demuestra la vital importancia del yoga para la longevidad y felicidad del ser humano.

Dentro del amplio abanico de posibilidades que nos ofrece en la actualidad el yoga, haré referencia a la que mayor proyección y peso tiene hoy en día. Hablamos de la ciencia del *Kundalini Yoga*, el sublime regalo que Yogui Bhajan trajo a Occidente dejando impávidos a los habituales discípulos de la Nueva Era y a quienes buscaban mediante psicotrópicos y rituales chamánicos el despegue de la conciencia a través de la expansión de la mente.

Puestos a sumergirnos en esta prestigiosa práctica, te diré que cientos de figuras de la medicina cuántica a nivel mundial son practicantes reconocidos de este yoga, dato de gran relevancia para todos aquellos que busquen la maestría y la perfección en sus vidas. El Kundalini Yoga fue diseñado para todas aquellas personas que quieren disfrutar de la fuerza necesaria para actuar en todo momento, de salud y felicidad, alcanzando así el dominio sobre la mente y la fluidez en la vida, sin tener que abandonar la dinámica cotidiana del día a día, es decir, objetivos, metas profesionales, amigos, núcleo familiar o relaciones sentimentales.

Es la ciencia tecnológica más avanzada a su tiempo. Aún diría más: es el único yoga cuántico por excelencia. Para llegar al origen de esta disciplina, nos remontaremos al cimiento de todos los yogas conocidos. En la actualidad, se reconocen ocho ramas básicas de yoga, de las que han derivado todas sus variedades existentes hoy en día. Son las que, en un principio, formaban y forman lo que es el Kundalini Yoga:

Raja Yoga: se enfoca hacia el desarrollo de la voluntad y las facultades mentales, por medio de la combinación de técnicas de concentración y de visualización que estimulan los centros de energía ubicados a lo largo de la espina dorsal.

Hatha Yoga: se concentra en la perfección del cuerpo físico.

Bhakti Yoga: enfatiza la devoción total para poder alcanzar el ser idealizado. Es la práctica del amor a lo Divino.

Gyan Yoga: es el camino de la realización intelectual e intuitivo de lo Divino. Uno ve a Dios en todo.

Karma Yoga: es el yoga de la acción desinteresada, sin egoísmo ni obsesión por los resultados.

Laya Yoga y **Mantra Yoga**: trabajan combinando la respiración, el ritmo y la proyección del sonido. El practicante hace vibrar sonidos muy específicos que producen resonancias creando un estado alterado psicofisiológico.

Yoga Tántrico: *Tantra* significa «tejer». Es el camino de la unión de la polaridad masculina y femenina a nivel de conciencia individual.

Kundalini Yoga

El Kundalini Yoga es un método para convertirse en nada,
de manera que todo pueda fluir a través tuyo.

Yogui Bhajan

Esta ciencia cuántica milenaria fue traída de la India a nuestros hogares en el año 1969 por Harbhajan Singh Puri, más conocido como Yogui Bhajan. Desafiando la antigua tradición de mantener en secreto la vasta riqueza del Kundalini Yoga, él lo enseñó abiertamente llegando primero a Estados Unidos para, después, propagarlo y extenderlo por todo el mundo. Sus palabras fueron: «Comparto estas enseñanzas para crear una ciencia del ser absoluto[…] Es derecho inalienable de todo ser humano ser sano, feliz y sagrado».

Es el Yoga Tántrico por excelencia y, a su vez, el más antiguo que existe. Consta de kriyas o series específicas de posturas. Estas posturas o *asanas* se acompañan de un modo concreto de respirar, *pranayama*, un punto determinado de atención, un sonido vibracional especial, *mantra*, una forma concreta de colocar las manos, *mudra*, y unas prácticas de contracción de esfínteres y grupos musculares, *bhandas*.

La palabra *Kundalini* viene de la palabra sánscrita *kundal*, que significa «el rizo del bien amado». De ahí se le adjudicó el nombre, ya que se reconoce la existencia de un receptáculo de inmensa energía almacenada en la base de la columna vertebral. Mediante su práctica, esta energía se moviliza y canaliza abriéndose paso a través de los nadis o meridianos, conductos sutiles por los cuales circula esta reserva de energía, despertando así los *chakras* (centros de transformación energética), sanando y aportando salud, armonizando y elevando la conciencia de quien lo practica.

Su existencia ya era presente tal y como se deduce en los altares familiares de la cultura del Indo, y su práctica no era secreta, no estaba reservada solamente para los ascetas y sacerdotes, era de la gente «común», tal y como sucede hoy en la actualidad gracias a la compasión, humildad y sabiduría del fallecido Yogui Bhajan.

Antes de continuar, es necesario desmentir algunos de los mitos y leyendas que corren aún en nuestro tiempo sobre esta modalidad, y es que muchas son las personas que creen que el hecho de despertar «la Kundalini» puede llegar a ser *peligroso*.

El mayor riesgo existente es el de todas aquellas personas que hablan del temor y el peligro desde la más absoluta ignorancia. Seamos consecuentes y dejémonos de miedos infundados por falsas creencias basadas en el «no conocimiento» y la «no experiencia».

¡El despertar de la Kundalini es una capacidad normal que la gran mayoría de las personas tienen y no utilizan! ¿Quieres saber cuál es el único peligro que puede haber si empiezas a emplear esta energía? Tú, es decir, ninguno, ya que el mecanismo que se pone en marcha no es ni nada más ni nada menos que tú mismo.

Y ahora llega el momento de desmentir algunas cosas que se han dicho sobre la técnica del Kundalini Yoga según las enseñanzas de Yogui Bhajan: esta poderosa técnica ha sido practicada por cientos de miles de personas alrededor del mundo sin ningún tipo de problema. Esta modalidad de yoga en concreto sólo podría llegar a ser peligrosa mediante una muy mala práctica, y pongo énfasis en muy «mala práctica» porque, si se respeta la técnica y la enseñanza, puedo garantizarte que es imposible sufrir daño alguno. Lo que sí debes saber es que, al ponerlo en práctica, estarás trabajando con una energía maravillosa, extraordinariamente poderosa, que integra la conciencia despertando tu poder creativo y autocurativo, con increíbles beneficios tanto para ti como para los demás.

Como profesor y estudiante que sigo siendo –y seré de por vida–, he visto como el yoga, y muy en concreto esta especialidad, te exprime desde lo más profundo de tus entrañas hacia el exterior, liberándote de tus miedos, tus frustraciones, tus creencias, tu veneno interno, tus toxinas, todo aquello con lo que no has tenido el valor de enfrentarte en su debido tiempo. Pero también hace surgir todo tu potencial interno junto con la fuerza necesaria para poder elevarte y crecer como persona regresando a tu propia esencia natural. Acabas de conocer el verdadero motivo por el que mucha gente no se atreve a practicar ni ésta ni otras muchas variantes de yoga, ya que se trata de un auténtico desafío a nivel físico, mental, emocional y espiritual. ¿No te parece algo realmente maravilloso y digno de experimentar?

Sin detenerme demasiado, dado que éste no es un libro técnico sobre su aprendizaje y enseñanza, expongo las partes que integran el Kundalini Yoga:

Kriya. Esta palabra proviene del sánscrito y significa «acción». La *kriya* es una serie de yoga que puede constar de uno o más ejercicios y meditaciones con un propósito en concreto. La práctica de sus posturas estáticas o en movimiento está diseñada para la obtención de diversos efectos y estados a nivel mental, físico, emocional y espiritual. Los efectos frecuentemente son múltiples y bien definidos como puedan ser a nivel hormonal, nervioso, inmunológico, óseo o muscular.

Relajación profunda. La relajación profunda es un esfuerzo deliberado que afirma la confianza en la sabiduría y el conocimiento del cuerpo para su regeneración y autocuración sin interferir en ello. Por norma general, se suele realizar al término de la serie de ejercicios o *kriya*, aunque en ocasiones puede estar en medio de ésta. El cuerpo y la mente entran en un estado distendido de abandono y laxitud, que permite disfrutar de una mejor calidad de vida.

Hay muchos tipos y maneras diferentes de relajación. Cuando hablamos de relajación profunda es preciso tener en cuenta un principio esencial, *sin tensión*, no puede existir la relajación. Ahí reside el secreto de la relajación yóguica, ya que sólo se consigue después de haberse entregado al estiramiento, a la tensión y a la fatiga de nuestro organismo por medio de los ejercicios corporales realizados durante la *kriya*. El grado de profundidad en la relajación dependerá en proporción a la intensidad del esfuerzo realizado.

Durante la relajación profunda tienen lugar los cambios bioquímicos y energéticos que permiten integrar a nivel físico-mental toda la información trabajada durante la serie realizada anteriormente.

Meditación (en el siguiente capítulo profundizaremos más en este punto clave de la transformación personal).

La meditación es el proceso mediante el que controlamos y trascendemos el oleaje de la mente. A través de unos patrones determinados, se crea una conexión entre tu mente y tú y entre tu mente y tu cuerpo. Se suele realizar por lo general después de la relajación, aunque en ocasiones puede estar integrada dentro de las series de ejercicios.

El enfoque meditativo en la respiración es básico para el Kundalini Yoga; toda la clase se transforma en una meditación, enfocándose en el presente, en el aquí y ahora. Al igual que en la relajación, son muchas y muy diversas las técnicas de meditación existentes en nuestros días. Todas ellas son válidas, aunque voy a postrarme ante el valioso poder que reside en las meditaciones del Kundalini Yoga. De nuevo nos encontramos ante el único yoga que posee mantras totalmente genéricos y exclusivos para la meditación.

Algunos de los maravillosos efectos que produce la meditación son:

- Mejora la concentración.
- Desarrolla la intuición.
- Libera reacciones y hábitos inconscientes, miedos y bloqueos del subconsciente.
- Promueve la sensación de bienestar, de paz, de calma...

Otras de las prácticas que se incluyen dentro del Kundalini Yoga, en las que no voy a explayarme y no por eso resultan menos importantes, son:

Bhandas. La palabra *bhanda* significa «cierre». Son contracciones musculares localizadas que afectan a la presión de los nervios, músculos y nudos, generando un flujo de energía vital a través del cuerpo y el aura. Esta energía es canalizada para liberar poderes curativos del cuerpo y la mente (la llamada energía *Kundalini*).

Mudra. La palabra mudra significa «sellar». Son gestos simbólicos que acompañan a la meditación o alguna postura. Cada área de la mano tiene reflejos en el cerebro y, por lo tanto, la forma en que ésta se coloque determinará que la energía fluya por patrones específicos, creando conexiones muy importantes en el sistema nervioso y estimulando los canales energéticos *nadis*. Cada *mudra* en yoga se utiliza como una técnica para enviar mensajes claros y concretos al sistema físico-mental y dirigir así el flujo de la energía. Actúan como el teclado de un ordenador y los definiremos como *conectores psiconeurales*.

Mantras. La palabra *mantra* proviene de *Man* (mente) y *Trang* (ola o proyección). Es la proyección de la mente a través del sonido. La ciencia del mantra se basa en el conocimiento de que el sonido es una forma de energía con estructura, poder y un efecto predecible tanto en los chakras como en la psique humana. Son sílabas, palabras o frases que actúan como fórmulas, alterando los patrones de la mente y la química del cerebro de acuerdo a las leyes físicas y metafísicas. Su poder reside en la vibración del sonido.

Pranayama. A diferencia de los demás tipos de yoga, en Kundalini, se utiliza gran variedad de técnicas de respiración *pranayamas*. *Pranayam* es la ciencia yóguica de la respiración. *Yam* significa «control», *Prana* «energía vital» y *Apana* «energía sobrante». Éste sería un importante punto a desarrollar y, aunque no sea el libro más adecuado para ello, merece la pena dedicarle las siguientes líneas. La respiración es un proceso innato que realizamos inconscientemente de forma automática.

A través de la respiración, nuestro cuerpo está en un movimiento continuo de expansión y contracción. El acto inconsciente de respirar se puede manipular hasta cierto punto para cambiar nuestros estados energéticos. Mediante su práctica y control, conseguimos volvernos espectadores de nuestra mente, es decir, de nuestros pensamientos, refinando así los sentidos con que percibes el mundo que te rodea, el Universo.

La respiración se puede dividir según la zona corporal que se utilice:

Superior o **clavicular**. Es la más común. Provoca tensión, mayor gasto energético y menor volumen para el intercambio químico.
Media o **costal**.
Inferior o **abdominal**. Hay un menor gasto energético y un mayor intercambio gaseoso. Es la respiración que se hace cuando se está relajado, produce un masaje visceral y ayuda a la digestión, la circulación del hígado y los vasos sanguíneos, situando el mayor intercambio en la zona inferior de los pulmones.
Total o **completa**. Englobaría a las tres y es la más aconsejable para cualquier ejercicio vinculado con la relajación.

¿Te has parado a pensar alguna vez que es lo único que realmente tienes en la vida?
Detente un momento y reflexiona... TU RESPIRACIÓN.
Thich Naht Hanh definió la respiración magistralmente como «el puente entre la vida y la conciencia, la unión entre el cuerpo y los pensamientos».
Ser consciente de la respiración significa llevar las riendas de la vida. Si pierdes de vista el hermoso acto de respirar, la vida se adueñará de ti. Así de simple. Es a partir de este momento en el que las ansiedades, el nerviosismo, el estrés, el insomnio y un largo sinfín de patologías muy comunes en nuestros tiempos se apoderarán de tu existencia.
Sin entrar en más detalles, decir que a partir de las diferentes respiraciones específicas que se emplean dentro del Kundalini Yoga, como la respiración de fuego, lenta y profunda, interrumpida o segmentada, *Sitali Pranayama*, respiración del silbido, por un solo orifico, *Chandrapranayama*..., se consiguen múltiples beneficios desde limpiar y purificar la sangre, los vasos sanguíneos, los pulmones y las células, hasta ampliar la capacidad pulmonar, la resistencia, la paciencia, regular fiebres, aliviar dolores, regular la energía sexual y digestiva, producir cambios a nivel de secreciones glandulares, cambiar estados de ánimo, relajar los nervios, sosegar la mente, etc.
Para ir cerrando este capítulo cuyo tema ha protagonizado muchos y muy buenos libros, citaré algunas de las ventajas concretas del Kundalini Yoga:

- Incrementa la salud del cuerpo y la mente.
- Aumenta la energía vital de todos los órganos.
- Flexibiliza, fortalece y tonifica el cuerpo.
- Fortalece huesos, músculos y articulaciones.
- Regula los sistemas orgánicos y fisiológicos.
- Fortalece el sistema inmunológico.
- Incrementa la potencia sexual.
- Rápido aumento de la capacidad pulmonar.
- Desciende el nivel de cortisol (hormona del estrés).
- Corrige y alinea la postura corporal.
- Reduce la presión arterial.
- Mejora la circulación y el equilibrio.
- Despierta enormemente el potencial creativo.
- Rompe los bloqueos energéticos.
- Elimina patrones y hábitos negativos…

Los beneficios del Kundalini Yoga son rápidos y directos; recuerda que trabaja con una energía que todos tenemos, así que todos podemos alcanzar la ascensión y el despertar de la conciencia.

Por último, quisiera darte un pequeño consejo, y es que gracias al estudio y a la enseñanza del Kundalini Yoga he aprendido que no hay que tomarse las normas y las reglas tan en serio, y esto es válido sea cual sea la disciplina espiritual que estés practicando o que vayas a practicar. Son muchos los maestros espirituales que dan demasiada importancia a seguir al pie de la letra la sagrada tradición que están transmitiendo junto con todo lo que ello conlleva.

Sinceramente, desde lo más profundo de mi corazón, te diré que éste es uno de los grandes errores del mundo de la práctica espiritual: LA FORMA.

El yoga siempre apela a la inteligencia y al discernimiento de quien lo practica. No pierdas nunca de vista tu intuición. Si haces caso de todo lo que te dicen los demás y no prestas la más mínima atención a tu intuición, a tu sabiduría interna, ¿de qué te sirve lo que estás haciendo? ¿Cómo vas a ser capaz de conocerte a ti mismo y centrarte en tu verdadero poder, en tu verdadero yo?

Cada uno, a su manera, debe encontrar su propio camino, sin juzgar, ni criticar, ni opinar, y mucho menos ser una fotocopia de alguien que posee el valor para mirar en su propio mundo interior en busca de respuestas. Lo que intento decirte es que la única persona que puede ayudarte a postrar el mundo a tus pies y guiarte en todo momento eres TÚ, y que siempre hay que poner en primer lugar la intuición y en segundo lugar la tradición, por mucho que te cueste aceptarlo.

Mi consejo es que no te quedes en la forma, experimenta y ve más allá. No te conformes y acomodes como la gran mayoría de las personas, realizando la ley del mínimo esfuerzo. Busca a un buen profesor. Alguien radiante, observador, que predique con su ejemplo, aprendiz, comunicador, un ser libre de pensamiento.

¿Y por qué te digo todo esto? Porque el Kundalini Yoga se basa en la experiencia; eso es lo más importante, TU EXPERIENCIA. Cuando existe un sólido enraizamiento basado en la experiencia, las palabras ya no sirven, pues en todo momento serás consciente de la verdad. Sin duda, un noble arte por el que vivir.

Conclusión

La mayoría de las clases de yoga que se imparten hoy en día son sesiones de relajación con «algo» de ejercicio o conjuntos de ejercicios físicos con «algo» de relajación. Ésta es la gran diferencia con el Kundalini Yoga, todas las herramientas detalladas se aplican en cada una de las clases poniendo en funcionamiento un mecanismo perfecto con una innumerable y amplia gama de beneficios en nuestro cuerpo, mente y espíritu.

Si aún te cabe alguna duda de lo imprescindible que resulta esta magistral técnica en los tiempos que corren, es bueno que sepas que es una de las pocas prácticas acogidas e incorporadas como parte del tratamiento oncológico por hospitales de gran referencia de Estados Unidos como son el M.D. Anderson y el Memorial Sloan-Kettering Center.

He investigado los efectos del Kundalini Yoga en el ilimitado laboratorio de mi propio cuerpo y puedo asegurarte que mediante su práctica habitual estarás más despierto, más calmado, de manera que tus acciones serán contundentes y eficaces. Sabrás dónde ir. Un perenne soplo de aire fresco llenará tu vida, todo tu ser.

Como te comenté con anterioridad, la verdad se basa en la experiencia, y ésta es mi experiencia. Llegado el momento, tú debes tener tu propia experiencia y conocer tu verdad.

¿A qué esperas?

Tu sistema inmunológico trabaja para ti, ¿trabajas tú para tu sistema inmunológico?

Tu corazón trabaja para ti, ¿trabajas tú para él?

Tus órganos trabajan para ti, ¿trabajas tú para tus órganos?

Creo que nunca te has hecho este tipo de preguntas.

Yogui Bhajan

MEDITACIÓN 5

Meditación terapéutica de Kundalini Yoga

Soy lo que veo dentro de mí mismo. Puedo hacer lo que el pensamiento me sugiere.
Puedo llegar a ser todo aquello que el pensamiento me revela.
Así debe ser la fe inquebrantable del ser humano en sí mismo,
porque Dios vive en él.

Sri Aurobindo

En primer lugar, estimado lector, me vas a permitir que te diga lo que NO ES la meditación.

La meditación NO ES cruzarse de piernas con la espalda más o menos recta o sentarse en una silla durante unos minutos repitiendo un *mantra* con los ojos cerrados, esperando a que un rayo de luz te ilumine. NO ES caer en un trance psicotrópico (aunque a algunas culturas les vaya muy bien) y despertar después, siendo una persona afortunada e iluminada de la noche a la mañana. NO ES poner un cd que te guíe en la visualización de ti mismo en algún lugar entrañable, paradisíaco y tranquilo.

La meditación NO ES una práctica a realizar de vez en cuando, ni una vez al mes o un par de veces a la semana. Meditar es un proceso que debe ser tu hábito primordial por excelencia, tan necesario como el aire que respiras, desde ahora hasta que abandones tu cuerpo, si es que realmente quieres llegar a ser dueño de tu vida y controlar tu mente.

Para meditar no hace falta ser religioso ni tener ningún tipo de conocimiento en cuanto a religión. No hace falta ser filósofo ni tener nociones de filosofía. Tampoco tienes que ser científico o estudiar cualquier ciencia para ser consciente y acceder a tu esencia, a tu espíritu.

NO TIENES QUE HACER NADA. La meditación lo hará por ti.

Todos los seres humanos de este planeta hemos sido creados para el acto de la meditación. A partir de esta afirmación que deseo hagas tuya desde ahora, comenzamos con el desarrollo de este decisivo punto.

Meditación

La meditación es el proceso mediante el que controlamos y trascendemos las olas de la mente. En otras palabras, es el acto de «escuchar» y de refinar nuestros sentidos. Se trata de ser espectador de tus pensamientos. Con sólo observarlos y soltarlos, sin mantener ningún tipo de diálogo interno, te mantienes al margen y permites que vayan aflorando todo tipo de sensaciones, emociones, mientras permaneces en el aquí y ahora, siendo consciente de la dirección de tu propia conciencia.

Este proceso de higienizar la mente y no llenarla con nuevos pensamientos es lo que recibe el nombre de *meditación*. A través de unos patrones determinados, se crea una conexión entre tu mente y tú, y entre tu mente y tu cuerpo. Ahí se inicia la transformación de tu vida, donde se realizan los milagros a partir de tus deseos.

Desarrollando una mente meditativa no hay lugar para el conflicto ni la duda, es un estado donde el silencio, la pureza y la belleza entran a formar parte de tu existencia.

La meditación busca un único propósito, dejar de pensar por un momento y ser consciente de tu ser, liberando y vaciando tu mente de pensamientos. Para la gran mayoría de los seres humanos resulta altamente complicado intentar controlar el gran diluvio de pensamientos. ¿Y para ti? Hagamos la prueba.

¿Qué es lo que pasa por tu cabeza cuando estás realizando la compra, cuando vas en coche, cocinando o paseando?

Intenta contar la cantidad de pensamientos que deambulan por tu mente. No hay descanso, es impresionante. Por norma general, sueles estar tan inmerso en tus pensamientos, que no eres consciente de nada de lo que está aconteciendo en torno a ti. Piensas en lo que hiciste ayer, hace un rato, en lo que tienes que hacer más tarde, en lo que tienes que hacer mañana, imaginas situaciones..., todo menos centrar tu mente en el presente.

En tu interior se libra una dura batalla por el control y desafortunadamente suele salir vencedora tu mente.

Por norma crees que las cosas son como «piensas» que son, pero en la mayoría de las veces no es así. Un ejemplo: ¿Cómo te consideras que eres? Seguro que ante esta pregunta saldrán una serie de adjetivos calificativos en su gran mayoría positivos, pero si le preguntamos cómo eres a algunas personas de tu entorno no dirán lo mismo, con lo cual ¿cómo eres en realidad: lo que tú crees o lo que creen los otros?

A tu mente le encanta jugar a juzgar, constantemente estás decidiendo lo que está bien y lo que está mal, lo que los demás hacen bien y lo que no. Pero no lo dudes, tu mente no es objetiva, emite juicios en base a los datos que recibe sin saber que en ocasiones puede ser una información errónea. Los pensamientos que inundan tu mente son como los vestidos, ni más ni menos. Imagínate que te vistes con un precioso y caro traje de marca, con zapatos impolutos perfectamente conjuntados, recién salido de la peluquería y acicalado hasta el más mínimo detalle. Te miras al espejo y el reflejo te devuelve la imagen de una persona importante, exitosa, adinerada, elegante, segura… Ahora realiza el mismo ejercicio pero vistiéndote con ropas sencillas y vulgares, combinando de forma «arriesgada» colores y estampados, sin peinarte ni afeitarte. ¿Qué dirá ahora nuestro espejo mágico? Está claro: lo contrario al primer juicio. Dime si de una persona a otra ha habido variación alguna en cuanto a tu forma de ser, a tu forma de pensar, a tus costumbres, hábitos, a tu esencia o a tus principios.

Ya conoces la respuesta, NO.

Ésa es tu mente: una nave que toma el rumbo dependiendo del canto de sirena que escuche.

Seguramente te habrás encontrado frente a algún especialista en los momentos en que tu salud o bienestar psíquico han flaqueado. Si esta persona te recomendase la meditación, ¿meditarías? Con la mano en el corazón, yo creo que sí.

Pues siento decirte que en tus manos está tomar el hábito de la meditación, ya que actualmente muy pocos médicos te lo van a recetar, aunque por suerte cada vez son más los que la aconsejan.

¿Verdad que te duchas cada mañana? Entonces, ¿por qué no limpias tu mente cada mañana? La meditación limpia la mente de lo pasado, es decir, borra tu pizarra particular para que puedas seguir escribiendo y recibiendo más información.

Sé lo que estás pensando, «yo ya he probado la meditación, es muy aburrida, me duele todo el cuerpo al intentar permanecer en la postura y me crea ansiedad estar quieto, se me hace muy larga, no puedo dejar la mente en blanco, mi voz interior me bombardea incesantemente diciéndome que lo que hago no sirve para nada, no noto los efectos, tengo demasiadas cosas en la cabeza como para meditar» y un amplio abanico de excusas y frustraciones, que no dejan de ser ni más ni menos que otro tipo de pensamientos.

Te mantienes activo continuamente, es por ello por lo que quedarse inmóvil sin hacer nada supone un gran reto para ti, pero si no eres capaz de mantener tu cuerpo inmóvil durante algunos minutos diariamente sin que tu mente te atormente y te juegue una mala pasada, ¿cómo pretendes tomar las riendas de tu vida? Siempre estarás dominado por tu mente, por ello quiero que leas atentamente y recuerdes estas palabras, LA MENTE SE ME HA DADO PARA SERVIRME, NO PARA QUE YO LA SIRVA A ELLA.

Ésta es una herramienta realmente maravillosa con un poder inconmensurable, fructífera y brillante cuando está a tu servicio y maliciosa y autodestructiva cuando se adueña de tu vida.

Guru Nanak dijo: «*Man Jit Jug Jit*». Aquel que conquista su mente, conquista el mundo.

Recuerda que yo he pasado por lo mismo y sé de lo que estoy hablando, al principio todo sirve para crear obstáculos y barreras en el proceso de limpieza y purificación de tu mente. La mente siempre está activa, deambulando de un pensamiento a otro, de una emoción a otra. En tan sólo un segundo tu intelecto libera mil pensamientos, de los que quizás no captes ni uno.

La meditación te da la oportunidad de frenar el oleaje mental y conseguir una mente meditativa, observadora y neutral, que te permitirá experimentar la vida sin el incesante «yo» que la experimenta. Tienes que ser paciente, tranquilo y perseverante, poco a poco irás obteniendo momentos de silencio puro y expandirás tu conciencia.

La meditación significa abrirse uno mismo a la verdad, y a veces la verdad puede ser muy dolorosa. Es a través de la meditación que somos conscientes de las tendencias negativas y obsesivas de la mente, de nuestros patrones y comportamientos.

Tú elijes de nuevo. Hace mucho tiempo que yo lo hice, y doy las gracias a diario por haber introducido la meditación en mi vida y en la de cientos de personas.

Ahora bien, para animarte y decirte «sigue adelante», te confirmo que la meditación es un proceso bien sencillo y fácil de realizar. Una vez que empiezas con su práctica de manera regular, algo maravilloso sucede en un nivel más profundo e interno. Puedo asegurarte que este pequeño pero gran hábito es todo lo que necesitas para transformar tu vida. Tu percepción entorno a TODO será muy diferente a la de la mayoría de las personas.

Cuando meditas, los problemas que traes contigo siguen estando ahí, nada ha cambiado, todo sigue igual, no así tu perspectiva sobre los mismos acontecimientos. No te sorprendas si durante la práctica o después de ella, te sientes enfadado, ansioso, deprimido…, ya que se despiertan antiguas memorias almacenadas junto con otras emociones.

No es que la meditación no funcione, sino todo lo contrario, acepta que estás en un proceso. Un proceso que te hace ver la importancia de tu respuesta emocional ante las presiones. Detrás de cada reacción, hay una gran oportunidad para hacerte mejor. Sigue un consejo… ¡MEDITA!

Son muchos los estudios e investigaciones realizadas en los últimos tiempos acerca de los efectos de la meditación en las personas. Es un hecho evidente que sus beneficios no son sólo mentales, sino también físicos. Atrás ha quedado el viejo modelo del cerebro y el sistema nervioso. Por fin, se ha llegado a un mayor entendimiento basado en la complejidad sutil existente de las interconexiones entre genes, células, nervios, glándulas, que crean nuestras sensaciones, pensamientos, emociones… Todo está conectado entre sí. Por ponerte un ejemplo: si alteramos nuestro sistema límbico por medio de la meditación, conseguiremos cambiar nuestra estructura celular, liberando una energía increíblemente curativa para todo nuestro organismo.

El uso de la meditación es apta para todo el mundo, ha ayudado a miles de personas a sanarse, recuperándose de enfermedades y de todo tipo de conflictos emocionales, ayudando a alcanzar el potencial máximo de nuestro cuerpo, mente y espíritu.

Como es de esperar, existe gran variedad de formas de meditación a nuestro alcance, aunque no todas son igual de eficaces. La gran mayoría de ellas están bastante extendidas en la cultura occidental moderna, y aunque no es mi intención poner en duda su innegable valor, aquí van algunos ejemplos: la oración, la visualización, la meditación zen, las imágenes dirigidas, la meditación sufí... Todas ayudan a reducir o a parar el estrés y tienen un elemento central en común: la relajación. Pero yo te voy a hablar de la meditación que, he comprobado, crea un cambio profundo en la persona.

Meditación terapéutica de Kundalini Yoga

La verdad en sí misma sólo puede ser alcanzada dentro de uno mismo mediante la más profunda meditación y conciencia.

Buda

Sin entrar en detalles demasiado extensos, dado que se necesitarían libros y libros para plasmar toda la sabiduría que hay en el sagrado arte de meditar, voy a hablarte acerca del poder que encierran las meditaciones terapéuticas de Kundalini Yoga y sus beneficios.

Una de las muchas y extraordinarias maravillas de estas meditaciones es que puedes encontrar su aplicación específica para cada tipo de necesidad, ¿verdad que tenemos gran variedad de medicinas para tratar los diferentes tipos de patologías? Pues, dentro de las meditaciones específicas de Kundalini Yoga sucede lo mismo.

A lo largo de mi experiencia como profesor de esta poderosa técnica, he podido comprobar cómo a través de la constancia y la práctica de la meditación de Kundalini Yoga muchos de mis clientes y alumnos han iniciado procesos de sanación de muy diversa índole.

Aquí van sólo algunos de sus más importantes beneficios:

- Desarrolla la mente neutral o mente meditativa.
- Desarrolla la intuición.
- Reduce el lactato de la sangre, un marcador del estrés y la ansiedad.
- Resuelve el origen de los patrones productores de estrés.
- Lleva a un estado de bienestar, paz interior, quietud, calma…
- Ejerce un profundo efecto en los tres indicadores claves de la edad: capacidad auditiva, tensión arterial y visión de objetos cercanos.
- Se segrega (DHEA), la hormona relacionada con la juventud.
- Se obtiene claridad mental y presencia en el aquí y el ahora.
- Desarrolla el lóbulo frontal, controlador de nuestra personalidad.
- Libera de miedos y bloqueos del inconsciente.
- Reduce hasta un 80% el riesgo de padecer enfermedades cardiovasculares.

Y así podríamos continuar enumerando un largo sinfín de propiedades y cualidades relacionadas con la meditación de Kundalini Yoga. Dependiendo del tiempo que dediques a meditar obtendrás un tipo determinado de beneficios:

3 minutos: aumenta la circulación sanguínea y empiezan las secreciones neuroendocrinas por todo el cuerpo.

7 minutos: se afecta al campo electromagnético.

11 minutos: se empiezan a producir cambios en el sistema nervioso simpático, parasimpático y glandular, creando una mayor energía vital.

22 minutos: equilibran tu mente positiva, negativa y neutral trabajando en conjunto, dicho en otras palabras, los pensamientos que te producen ansiedad empiezan a disminuir.

31 minutos: tus glándulas, tu respiración, tu concentración afectan a todas las células y ritmos de tu cuerpo, consiguiendo el equilibrio endocrino y de los chakras.

62 minutos: cambian la materia gris en el cerebro, se integran las proyecciones externas y la parte del inconsciente que llamamos «la sombra»).

2.30 horas: se consigue cambiar la psique en correlación con el campo electromagnético.

Tú decides hasta dónde quieres llegar. Personalmente, te recomiendo de todo corazón que dediques al menos 31 minutos diarios al maravilloso arte de meditar; verás cómo muy pronto formará parte de ti.

Conclusión

Partiendo de la base de que TODO está relacionado entre sí, por medio de química y ritmo, este tipo de meditaciones resultan cruciales, ya que utilizan patrones de respiración específicas, posturas y *mudras* (posición exacta de dedos y manos), *mantras* específicos (sonidos vibracionales definidos) y puntos focales de enfoque mental únicos que afectan completamente a la mente, al cuerpo y al espíritu.

Todos estos atributos combinados entre sí ejercen un efecto sinérgico mucho más profundo que las meditaciones convencionales que, muy a menudo, se basan en alcanzar un simple estado de relajación.

La mayor ventaja de las meditaciones terapéuticas de Kundalini Yoga ante las demás es que rejuvenecen directamente el sistema endocrino, canalizan la energía hacia las glándulas y los órganos específicos con asombrosa precisión; es ahí donde radica su gran poder.

De nuevo te doy un consejo. ¡MEDITA!

No hay tiempo, ni lugar, ni espacio, ni condición.
Cada pozo de basura tiene su propio momento para vaciarse.
Si vas a limpiar tu propia basura,
puedes limpiarla tan deprisa como puedas o tan despacio como quieras.

Yogui Bhajan

PROCESOS MENTALES 6

La Dinámica del Pensamiento

Mantén tus pensamientos positivos, porque tus pensamientos se convierten en tus palabras.
Mantén tus palabras positivas, porque tus palabras se convierten en tus acciones.
Mantén tus acciones positivas, porque tus acciones se convierten en tus hábitos.
Mantén tus hábitos positivos, porque tus hábitos se convierten en tus valores.
Mantén tus valores positivos, porque tus valores se convierten en tu destino.

Mahatma Gandhi

Vas a leer el que seguramente debería haber sido el capítulo inicial de esta obra, puesto que el uso adecuado y consciente del pensamiento es el primer gran comienzo para encaminarte por el sendero de la verdad y, al mismo tiempo, quizás por ser el proceso más laborioso y arduo en la búsqueda de nuestra perfección como seres humanos, sea éste el motivo por el cual haya decidido colocarlo en último lugar.

Presta atención a las siguientes palabras, pues ninguna de las acciones anteriores detalladas en este libro tendrán efecto en tu vida sin que tus pensamientos hayan sido el motor del cambio. A lo largo de estas páginas encontrarás el néctar del poder que posees como ser humano. Pasarás a pertenecer a esa comunidad de mentes preclaras y visionarias que se han liberado de los condicionamientos y las falsas creencias, que se han despojado de la crisálida de la impotencia, la amargura y la desesperación para emerger cual hermosas mariposas radiantes de energía, seres perfectos en acción que crean el mundo y las condiciones necesarias para ser auténticos, capaces de todo. Algo de lo que muchas personalidades se han explayado en cientos de publicaciones y que, actualmente, gran parte de la población del mundo está «redescubriendo», y es el poder del pensamiento. Un poder del cual debes nutrirte y servirte para tener el don y la habilidad que te permitirá suavizar, incluso borrar, el impacto que tienen sobre ti las muy diversas circunstancias que se van presentando en el día a día. Aunque, para ello, quizás tengas que desaprender todo lo que has aprendido hasta ahora.

Por norma general, cuando reeduco y enseño a mis clientes en el arte de la Dinámica del Pensamiento, suelo encontrarme con un fuerte rechazo energético ante las observaciones que voy realizando, y es que el ser humano en su inservible mezcla de ego, ignorancia e inercia, va «sobreviviendo» totalmente ajeno al incesante flujo de pensamientos destructivos que van generando desde que salen cada mañana del estado de ensueño, hasta la noche cuando de nuevo regresan a sus respectivos hogares y se disponen a caer rendidos en el sofá, en la cama, sin darse cuenta de que, un día más, se envenenan y autodestruyen inconscientemente con todo tipo de creencias, juicios y opiniones.

Habrás podido observar que hago referencia a ellos, pero estas palabras en verdad van dirigidas a ti, ¿o es que acaso crees que tú no estás altamente influenciado y limitado por tus creencias, educación, amigos, familiares, trabajo, pareja...?

Mi intención es confrontarte y enseñarte a reconocer el mal uso que haces a diario de tus pensamientos y palabras, para que así puedas aprender a admitir cuáles son tus propias limitaciones, que en resumidas cuentas, no son nada más que el efecto causado por la influencia de todo tipo de condicionamientos que te han ido inculcando a lo largo de tu vida. Pero antes es necesario ir paso a paso y conocer algo más detalladamente el concepto de lo que entendemos por pensamiento.

Definición del pensamiento

El pensamiento es la actividad y creación de la mente; dícese de todo aquello que es traído a existencia mediante la actividad del intelecto. El término es comúnmente utilizado como forma genérica que define todas las creaciones que la mente puede generar incluyendo las actividades relacionadas del intelecto o las abstracciones de la imaginación; todo aquello que sea de naturaleza mental es considerado pensamiento, bien sean estos abstractos, racionales, creativos o artísticos.

TODO EMPIEZA CON UN PENSAMIENTO. Para que se produzca un pensamiento es imprescindible y necesario que en nuestro interior se pongan en movimiento una serie de sustancias de naturaleza química y no eléctrica, como solía creerse tiempo atrás, llamadas neurotransmisores. Los neurotransmisores emiten impulsos nerviosos que permiten la comunicación entre la red neuronal del cerebro y el resto del cuerpo.

El pensamiento es la mayor maravilla de la Creación, es el amo y señor de tu vida, de tu salud y bienestar, de todos tus éxitos y fracasos, todo empieza con la grandeza de un pensamiento. Cada vez que cierras los ojos y parpadeas, generas mil pensamientos, ¡con sólo pestañear! ¿Te das cuenta de lo que ello significa? A lo largo del día tienes miles de millones de pensamientos que son almacenados provisionalmente por tu mente subconsciente, los cuales se convierten en deseos, sentimientos, emociones y conmociones. Otra cosa muy diferente es que seas consciente de ellos.

Lo primero que necesitas entender es que los pensamientos son intangibles: no los puedes ver, ni tocar, ni sentir, y una vez ya has tenido un pensamiento, sea del tipo que sea, feliz, triste, sano o enfermizo, y no has podido hacerle frente de manera consciente, no vas a poder cambiarlo; tu lucha interna va a ser totalmente en vano. Por eso la humanidad y tu os sentís preocupados, agotados y llenos de problemas.

La mente es dual, perpetuamente se debate entre el sí y el no. Lo quieras o no, siempre está tomando decisiones, y eso origina una incesante comunicación, un eterno y constante diálogo interno. De ahí, la gran importancia que tiene desarrollar una mente meditativa incorporando y manteniendo en tus hábitos cotidianos cada una de las excepcionales técnicas y herramientas expuestas en la presente obra.

La mente meditativa es la que te ayudará a escuchar y observar todo lo que está ocurriendo tanto en tu interior como a tu alrededor sin que tengas que llegar al extremo de castigarte y desquiciarte con tus continuos monólogos internos, y así poder alcanzar una excelente e impecable higiene mental, física, vital y espiritual. La realidad, aunque cueste de digerir, es que, cada vez que emites un pensamiento, se produce un efecto sobre cada cosa o elemento del mundo que te rodea. Sé que quizás en estos momentos pongas en dudas mis palabras, pero es cierto, los cambios se producen a un nivel sutil, lo cual no quiere decir irreal, lo que pasa es que el cerebro no está entrenado para percibir dichas manifestaciones en nuestro entorno o, mejor dicho, en el Universo.

Absolutamente todo lo que sucede en tu maravilloso mundo mental dejará tarde o temprano su impronta en el mundo de los sentidos que nos rodea.

A día de hoy científicos y estudiosos de todas las corrientes nos prueban y demuestran constantemente algo que ya se conocía y utilizaba por los sabios desde siglos y siglos de antigüedad, y es que el poder vibracional de los pensamientos y las palabras no sólo afecta directamente a todos los sistemas de nuestro cuerpo alterando los patrones por medio de efectos bioquímicos, neuroquímicos y neurofarmacológicos mucho más eficaces que cualquier fármaco químico, sino que también inciden en el espacio (presente, pasado y futuro), siendo esto la base de lo que hoy día conocemos por pensamiento cuántico.

Antes de continuar con mi labor de concienciación, me gustaría hacerte la siguiente pregunta: ¿eres realmente consciente del poder que puede llegar a ejercer sobre ti una simple palabra?

Sinceramente, creo que no. La humanidad, tristemente parece haber olvidado por completo el valor y el uso que tienen los vocablos, por eso es de vital importancia detenernos en el maravilloso mundo de las palabras, aceptando y reconociendo que son la herencia de toda la humanidad, pues ellas por ser las manifestaciones de tus pensamientos encierran un gran y sublime poder, del que espero seas muy consciente a partir de ahora.

Definición de «palabra»

En gramática tradicional, una palabra es cada uno de los segmentos limitados por pausas o espacios en la cadena hablada o escrita, que puede aparecer entre otras posiciones, y que está dotada de una función. Lingüísticamente, el concepto de palabra es mucho más problemático de lo que la definición anterior sugiere.

La palabra puede ser estudiada desde diferentes enfoques:

Criterio fonológico: Segmento limitado por junturas o pausas que constituyen el núcleo posible de un grupo acentual.

Criterio formal o **morfológico**: Mínima forma libre, caracterizada por la posibilidad de aparecer libremente en cualquier posición de la cadena hablada.

Criterio funcional: Unidad dotada de una función, aunque hay unidades mayores y menores que la palabra.

Criterio semántico: Asociación de un sentido dado y un conjunto de sonidos dado dentro de una función gramatical.

Y así podríamos continuar desglosando durante un buen rato los diferentes tipos de palabras según sus diferentes clasificaciones, etc.

Respeto todos los tipos de religiones y culturas existentes en este planeta, e incluso muchas las he estudiado para sacar mis propias conclusiones, todas van a parar al mismo sitio aunque lo expresen de manera diferente. Aunque no me considere muy partidario de la gran mayoría de ellas, ni tampoco tenga demasiada afinidad con sus correspondientes interpretaciones, y no por ello pretendo juzgarlas, tengo que remontarme en la historia de la humanidad y recordar a todas aquellas personas practicantes del judeo-cristianismo, sin otro fin que el de dar a conocer la verdad, que todos nuestros principios occidentales y fundamentos en lo referente a la religión tienen sus orígenes en la cuna del pensamiento religioso, en Asia. El cristianismo emergió en Asia Menor, en África del Norte y en Grecia.

Por ponerte un ejemplo y sin ir más lejos, la procedencia de san Agustín, uno de los padres creadores de la Iglesia, es de África del Norte, y una vez remarcado estos hechos, me gustaría citar un par de frases que nos son dadas en el Evangelio y que hacen referencia al enorme poder que encierran de por sí las palabras: «En el principio fue el verbo», San Juan 1:1 y «El mal no es lo que entra en la boca del hombre, sino lo que sale de ella», Jesucristo.

La palabra es un gran don que los seres humanos tenemos para comunicarnos. Por sí sola es un significante, podemos decir que es la mínima unidad del discurso que posee una carga significativa propia. Las palabras son los sonidos que utilizamos y producimos en el lenguaje para poder comunicarnos los unos con los otros.

Nuestro paladar está formado por dos partes, el paladar duro y el blando. En el paladar duro o al que comúnmente llamamos el techo, posee dos «U», una exterior formada a lo largo del borde interior de los dientes con 64 puntos meridianos energéticos, y la otra «U» interior y formada en la porción central del paladar duro con 20 puntos meridianos. Esto hace un total de 84 puntos meridianos localizados en el paladar duro, que actúan según vayamos moviendo nuestra lengua, como el teclado de un ordenador, y el ordenador, cómo no, es nuestro cerebro, más concretamente nuestro hipotálamo.

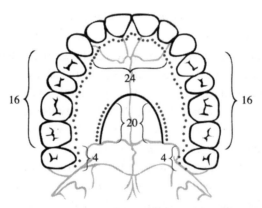

FIG. 1. Los 84 puntos energéticos del paladar.

Las palabras son psicoactivas y cada vez que las pronuncias actúan como neuroestimuladores perfectos conectando y activando múltiples áreas del cerebro. El sonido forma parte de nuestros genes, por eso la palabra es muy potente y poderosa. Sabes muy bien de lo que estoy hablando, ¿cuántas veces una palabra bien dicha te ha ayudado a seguir adelante, a sentirte bien, a reconfortarte, y por qué no, a sanarte?

Y, por el contrario, ¿cuántas veces una sola palabra ha herido tus sentimientos y te ha hecho sentir la persona más miserable del mundo?

Recuerda que tanto las palabras como los pensamientos son una forma de energía vibracional altamente eficaz, que tienen unos efectos realmente asombrosos en nuestras vidas, ya sea para bien o para mal, dependiendo del uso que quieras darles. Es muy posible que creas que tiendo a la exageración, pero la verdad sea dicha es que no lo estoy haciendo, por eso me gustaría que si aún te cabe alguna duda prestes atención al texto que precede.

Las siguientes líneas están dedicadas a las cruciales y serias investigaciones iniciadas en el año 1984 por Masaru Emoto, a raíz de un encuentro con el bioquímico Dr. Lornezen de la Universidad de Berkley en California, inventor del «agua micro-particulada», un agua utilizada para fines terapéuticos. A partir de ese momento, Masaru Emoto, al que muy probablemente ya conozcas debido a varias de sus obras publicadas mundialmente conocidas como *El poder curativo del agua* o *Mensajes del agua,* y su equipo realizaron la cristalización de miles de moléculas de agua, las cuales serían expuestas a una serie de estímulos vibracionales como los pensamientos, oraciones, sentimientos, palabras habladas, textos escritos, ideas, fotografías, música…, para así luego fotografiarlas y registrar en imágenes los efectos causados de los diversos estímulos en el agua, trabajo que quedó plasmado en los libros mencionados anteriormente, presentándonos las cualidades sanadoras y espirituales del agua.

Los resultados fueron y siguen siendo sorprendentes, ya que Emoto comprobó y demostró que todas las gotas respondían de manera diferente alterando su estructura molecular según fuera la vibración que habían recibido. Por ejemplo, cuando utilizaba música clásica o de relajación, obtenía unas maravillosas estructuras cristalizadas de muy diversa índole, puesto que en cada experimento las composiciones variaban (Bach, Beethoven, Mozart, Chopin). Si la canción era fresca, brillante y alegre como *La Pastoral*, de Beethoven, el resultado era un hermoso cristal. Por el contrario, al utilizar una famosa composición folclórica coreana, *Ariran*, que habla de dos amantes que se ven forzados a separarse, la imagen del cristal transmitía dolor y tristeza. Éste es un pequeño ejemplo de entre sus múltiples y variados experimentos, obviamente habría que dedicarle mucho más que unas simples líneas, por ello te recomiendo encarecidamente la lectura de sus libros, tanto por la belleza de sus textos como por el impacto visual de sus fotografías.

Merced al rotundo éxito de sus investigaciones, Masaru Emoto decidió continuar sometiendo al agua a las palabras o mejor dicho al impacto vibracional que éstas emiten, de manera que, por ponerte otro de sus muchos arquetipos, escribió varias palabras como «gracias», «estúpido», «te amo», «me das asco, te voy a matar»... y siguió el mismo proceso expuesto con anterioridad, comprobando y verificando el poder vibracional que el agua posee.

Llegados a este punto, te estarás preguntando por qué te estoy explicando todo esto. El agua ha sido y es omnipresente en la Tierra. Y tu cuerpo, no lo olvides, está formado por un 70% de agua; es como una esponja con infinidad de sistemas celulares que, a su vez, para su buen funcionamiento requieren AGUA. Y, por si fuera poco, un dato curioso que debes tener en cuenta es que aproximadamente el 70% de la superficie del planeta Tierra, el lugar que habitas, está cubierta por agua... ¿Entiendes ahora lo que intento transmitirte?, ¿demasiadas coincidencias, no crees?

Pero bien, continuemos. Otro de los experimentos de Masaru Emoto implicaba introducir arroz hervido en dos recipientes totalmente iguales, a uno se le colocaría una etiqueta con la palabra «gracias» y al otro otra etiqueta con la palabra «mierda» expuestos durante un mes a temperatura ambiente. Todos sabemos que el arroz una vez está cocido, a lo sumo se conserva por un máximo de tres o cuatro días en la nevera. El resultado fue que el arroz que contenía la palabra «gracias» estaba a punto de fermentar, pero aún era comestible, mientras que el recipiente que contenía el arroz con la palabra «mierda» estaba totalmente putrefacto, había oscurecido y su olor era tan repugnante que era prácticamente indescriptible. Las imágenes publicadas al respecto hablan por sí solas, algo que yo he podido corroborar personalmente realizando dicho experimento.

Ahora quizá entiendas el porqué muchos niños de corta edad, incluso los recién nacidos, padezcan fuertes patologías, hecho que parece no tener cabida en el entendimiento de la gran mayoría de los seres humanos.

Sabiendo y siendo consciente de toda la información que ya conoces, ¿crees aún que las peleas, los insultos y los malos tratos en presencia de los más pequeños, incluyendo a todas aquellas diminutas y puras vidas que esperan su turno para venir a este nuestro maravilloso mundo, no les afectan en gran medida?

Para muchos éste puede ser un gran momento de reflexión y concienciación. Has de ser consciente que a través del simple hecho de hablar con alguien tienes la posibilidad de proyectarte en el futuro. Pero no. En vez de eso, sueles nutrirte con interminables conversaciones totalmente superficiales, un gigantesco estropicio de la grandiosidad del ser, y es que en la mediocridad habitual de nuestras sociedades actuales, este hecho resulta del todo normal. Si no, ¿de qué se nutrirían las banales conversaciones de la gente, si no existiesen expresiones como «Vaya día más horrible»; «Qué mala suerte...»; «Yo soy así...»; «Me veo fatal...»; «Estoy cansada...»; «No sé si me cogerán...»; «No quiero esto para mí...»; «Ya, pero...»; «No lo sé...»;"No estoy capacitado...»; «Eso es imposible...»; «Es demasiado bueno para ser verdad...»; «No seré capaz...»; «Soy un inútil...»; «Nadie me quiere...»; «No tengo suficiente tiempo... dinero...» junto con los miedos, la crisis, los insultos, las calumnias, los celos, la rabia, la angustia, las envidias, la humillación, la maledicencia, el odio, el rencor, el resentimiento, las quejas, los juicios, las críticas, las burlas y el pesimismo entre otras muchas cosas?

Sabes que estoy en lo cierto y te diré, con todo el respeto del mundo, que eres una copia de los demás, todo lo que sabes, dices y haces, lo has aprendido de otras personas, por eso difícilmente hablas la verdad con quien te rodea, siempre te comportas de múltiples maneras, empleando tus diferentes facetas, dirigiéndote a los demás tal y como ellos creen que deberías hacerlo, juzgando, opinando y criticando, siempre con una única finalidad... obtener algo a cambio.

Cada palabra en sí misma es una oportunidad para transmitir el poder que hay dentro de ti. Tu esencia más pura, tu mente, tu cuerpo y tu espíritu necesitan de un lenguaje cargado de fuerza y verdad, de tu comprensión y realización, si no, lo único que vas a conseguir es ser altamente locuaz y no decir absolutamente nada.

Como dijo el gran maestro Yogui Bhajan: «Si tus palabras tienen la fuerza del Infinito y las valoras, tú eres el más grande de los grandes. Si tú no valoras tus palabras, no tendrás nigún valor. Tu propia palabra es tu valor como ser humano».

Estás a tiempo de comenzar el gran cambio, ésa es la gran noticia, estás completamente a tiempo y en facultades de «darte cuenta» de que eres lo que piensas y ésta es la más grande de las verdades, puedes elegir seguir tirando por la borda tu existencia en este planeta o ponerte en manos de la maestría máxima de la Dinámica del Pensamiento.

Las cosas suceden a tu alrededor por que las piensas, «tu propio poder de pensar es el poder que ha creado tu vida».

Tienes que creer y crear por medio de tus pensamientos y palabras, necesitas poner toda tu intención en el cambio, si no, difícilmente lograrás transformarte en el ser radiante que mereces ser, y eso es una cuestión de actitud y decisión. Si te engañas traicionándote a ti mismo con pensamientos pesimistas y temerosos simplemente porque así te han enseñado (familia, educación, sociedad, amigos…), ya tienes bien ganada tu larga procesión de infelicidad. Ahora ya conoces perfectamente el poder que encierran los pensamientos y las palabras.

Estar bien y estar mal son dos opciones que constantemente están presentes en tu vida, ser una persona optimista y alegre o, por el contrario, negativa y pesimista, también son dos elecciones muy presentes en todo momento, aceptar toda la información que te he facilitado también lo es y rehusarla, otra.

Todo son elecciones, y la vida por suerte o por desgracia (de nuevo estás ante dos elecciones) se reduce a las nefastas creencias que te han ido inculcando generación tras generación, es decir, todos los bloqueos que te impiden avanzar sobre lo que eres y no eres capaz de ser o hacer, hecho del que, te aseguro, nadie queda inmune; la gran mayoría de las veces no somos conscientes de la tremenda carga que llevamos sobre nosotros.

Permíteme continuar, por ejemplo, si tú crees en el pecado, ¡perfecto! Y, si no crees en él ¡perfecto también! Por cierto, la palabra pecado viene de la palabra griega «*hamartia*» y significa literalmente errar en el blanco, aludiendo al concepto de vivir al margen de lo esencial debido a una actitud errónea no consciente, es decir ¡no estar presente! Ésta es otra pequeña muestra de la tergiversación que han sufrido las palabras en manos de algunas religiones. Y ahora prosigamos. Si tú crees en la reencarnación, ¡genial! Y, si no crees en ella pues, ¡fantástico! Yo, desde luego, como nos dicen en las Sagradas Escrituras de la Biblia, creo firmemente que «Dios nos creó a su imagen y semejanza», algo que a la Iglesia parece habérsele olvidado cuando su procedencia es enteramente de origen asiático. Y es que, haciendo referencia al tema de la «reencarnación», voy a remontarme al año 323, durante el primer Concilio de Nicea, en Asia Menor, cuando se redactó el Credo de los Apóstoles: las ideas de un grupo de obispos que eran partidarios de dejar constancia de estas «creencias de la reencarnación» en las Sagradas Escrituras fueron rechazadas por la gran mayoría, hecho que pasa totalmente desapercibido para los seguidores religiosos de hoy día.

Siguiendo en el ámbito de las creencias, puedo asegurarte que nadie me va a castigar si pronuncio el nombre de Dios en vano, a mi entender, son mentiras que la religión nos ha estado vendiendo durante miles de años. Yo creo todo lo contrario, utilizo el don de la creación, *el Pensamiento* y *la Palabra*, para conseguir todas mis metas, mis sueños y mis objetivos. Las religiones siempre han sido utilizadas y transformadas en beneficio de unos pocos, piénsalo bien, en vez de unir a la humanidad, se han dedicado a dividirla. Sea cual sea tu religión, tiene la obligación de elevarte como ser humano y no de hacerte sentir culpable.

Estamos en la era de la comunicación, y es por ello que hay que dar gracias, de que resulte relativamente fácil investigar un poco sobre cualquier tema, y darse cuenta de la asombrosa «manipulación» que ha sufrido el ser humano constantemente. He puesto «manipulación» entre comillas, pues hasta la misma palabra ha derivado en una transformación semiótica en la que no entraremos en detalle.

Por cierto, ¿sabías que si le preguntas a alguien cuál es el significado de la palabra «religión» quizás no lo sepa y, si te contesta, lo hará muy confusamente? Pues bien, la palabra «religión», proviene de *religio*, que significa «volver al origen», y el origen en este caso es tu esencia, es tu verdadero yo, TU ALMA. De religión, sólo hay una y es universal.

Como dijo Neville Goddard: «La fe del hombre en Dios se mide por la confianza en sí mismo».

Siento decirte que no existe lo bueno o lo malo, nadie te va a castigar ni a juzgar por tus actos, pecados o pensamientos, el único que siempre va a salir perdiendo y sufriendo si no eres capaz de reconocer y discernir tus dudas y tus temores, eres tú.

Tus dudas son las que te están matando, ellas destruyen tu ambición e impiden la efectividad de tus pensamientos, te han programado para que te sientas una víctima en potencia, débil, explotado, dependiente, inseguro y miserable, y ¿sabes una cosa?, el único que puede parar todo esto eres tú.

Te han hecho creer conceptos tan ridículos como que las neuronas no se regeneran, que el tiempo existe –otra enorme mentira que nos han contado para poder medir nuestros actos y así ser productivos y generar dinero–, o que tan sólo es útil el 3% del ADN, cuando hoy día la ciencia ha demostrado empíricamente, entre otras muchas cosas, que el 97% del ADN restante que todos poseemos contiene el ADN de todas las razas extraterrestres. Y no me refiero a la ciencia asalariada por las instituciones financieras, sino a científicos totalmente libres que aman su trabajo, como el dr. Rafael López-Guerrero, dr. Dieter Broers Ernst, dr. Paul Laviolette..., a los que han intentado en un primer lugar sobornar sin éxito alguno y, posteriormente, amenazar para que no difundieran la verdad del conocimiento ante la humanidad.

Stephen Hawking, uno de los más grandes científicos, ya reconoció abiertamente la existencia de inteligencia extraterrestre entre nosotros. Hasta la Asamblea General de la ONU se vio obligada a aprobar la decisión 33/426, en la que se reconoce el avistamiento y contacto con vida extraterrestre.

¿Fuerte, no? Pues tan sólo son algunos pequeños ejemplos del mundo en el que vives, el que te han vendido y tú sin cuestionar, te lo has creído. Si dudas de mis palabras estás en tu derecho, no obstante, la información está ahí, esperando que la descubras y la experimentes.

A las altas esferas, a los altos mandos, no les interesa que sepas absolutamente nada de lo que te estoy contando, son ellos los que rigen tu vida «civilizada», llenándote de miedos y temores. Hay mucho dinero en juego, tú no has de saber quién eres, ni tampoco conocer el potencial que posees. Les conviene tener personas deprimidas, sin metas, ni esperanzas, para que sigan la masa como clones y que encuentren en los medios de comunicación la forma más verdadera y útil de información... Ésta es la verdad: su objetivo es a día de hoy tener controladas a las masas con lo medios de comunicación y así poder entrar en tu mente y controlar tu vida.

¿Es que no te das cuenta? ¡No te pueden robar tus pensamientos!

Herramientas como la Programación Neurolinguística (PNL), que emplean de manera ordenada y sistemática el pensamiento y la palabra para cambiar la vida de millones de personas y empresas alrededor del mundo, son sólo una pequeña parte de lo que abarca la Dinámica del Pensamiento. En verdad, la técnica en la Dinámica del Pensamiento es sólo un 20%, el otro 80% restante es la manera en que tú haces frente al día a día. Puedes seguir pensando como un humano y hacer las cosas dentro de la «normalidad» como ellos quieren, o plantearte las cosas a lo grande a través de la Dinámica del Pensamiento.

Seguramente habrás leído todo tipo de lecturas publicadas sobre lo que puedes atraer y materializar en tu vida a través de tus pensamientos, me parece fantástico que las hayas leído, pero llegados a este punto quisiera que me contestaras lo más rápido posible a esta pregunta.

¿Qué es lo que realmente te hace sentir pasión en tu vida?

Si has tardado más de tres segundos en contestar o estás dudando, tienes un serio problema, ya que si tú no lo sabes ¿quién lo va a saber?

Dolor, pobreza, desconocimiento, miedo y evasión, todo eso es lo que encierran tus dudas. Todas las grandes fortunas, las grandes hazañas, los grandes éxitos, todo, absolutamente todo, ha sido a raíz de un gran cambio de actitud, un nuevo enfoque y punto de vista en el uso del pensamiento. Cada vez que empleas el maravilloso arte de la comunicación, estás proyectando y expresando tus pensamientos, tus sentimientos, tus conmociones y emociones.

La humanidad está inmersa en un gran pozo sin fondo lleno de pensamientos negativos. ¡Somos unas auténticas plañideras!

Nuestra felicidad se aguanta por un fino hilo de energía mental positiva posibilitadora.

Date cuenta de que las palabras y los pensamientos tienen el poder y la capacidad de transformar el aquí y ahora, al igual que tu futuro.

Imagina por un momento que pudiéramos revertir el porcentaje, que empezáramos a creer de manera consciente –y sobre todo inconsciente– que SOMOS CAPACES, SOMOS ÚTILES, SOMOS QUERIDOS, SOMOS PODEROSOS. En definitiva, que SOMOS MANIFESTACIONES DE DIOS EN ACCIÓN.

Has de saber de una vez por todas que tú y solamente tú tienes el 90% del poder absoluto de todas las cosas que te suceden en la vida, el otro 10%

son vivencias que se te escapan al entendimiento por las que has de atravesar te guste o no, y experimentar de la mejor manera posible para tu evolución como ser humano.

Sabemos que aquello en lo que nos enfocamos aumenta.

¿Cuánto más vas a tardar en tomar las riendas de tu vida? ¡Ahora es el momento! Y el uso de tus pensamientos, tu mayor responsabilidad.

TÚ ELIGES.

Uno de los mayores descubrimientos de mi generación fue
que los seres humanos pueden cambiar su vida
cambiando sus actitudes mentales.

William James

Segunda parte

LAS ENFERMEDADES **7**

Cáncer, fibromialgia, candidiasis crónica

El que quisiere tener salud en el cuerpo, procure tenerla en el alma.

Francisco de Quevedo

Ser sano y feliz es por decreto de nacimiento la naturaleza y la tendencia del ser humano. Es la propia persona la que altera con ahínco este derecho por excelencia a través de la mente egotista. Como bien apunta, brillante, el filósofo José Antonio de Marina en *La inteligencia fracasada*, «el ser humano tiene la inveterada costumbre de complicarse la existencia».

Por norma general, la raza humana se apoya en la enfermedad, compadeciéndose y regodeándose en su «victimismo», en vez de plantar cara a las circunstancias que la han conducido a ese malestar. En esta segunda parte del libro, pretendo demostrar que la persona enferma siempre es responsable de su estado de salud, no una víctima de su contexto y, no por ello, trato de culpar a nadie. Quiero resaltar que la mayoría de las enfermedades –por no decir todas– provienen del mundo sutil, de un lugar que ni vemos ni tocamos. La enfermedad existe en el momento que surge un conflicto; es decir, sin conflicto no hay enfermedad, y dependiendo de la intensidad que genere el conflicto se determinará la gravedad de la enfermedad. Lo primero que hay que hacer para sanarse de cualquier enfermedad es SENTIR qué es lo que está sucediendo. Ser consciente de este simple hecho con humildad, reconociendo y aceptando el porqué se está así, junto a la desestructuración y reestructuración del sistema de creencias, es el primer gran paso hacia la sanación de la persona.

Es obvio que la medicina académica moderna ha perdido de vista al ser humano en su totalidad, de ahí sus exiguos resultados. Estamos pagando un altísimo precio por haber perdido totalmente el concepto de crecimiento, de desarrollo y convivencia con la naturaleza y las leyes que rigen el Universo. No es de extrañar que el 30% de las personas hoy día mueran de cáncer, otro tanto por ciento muy elevado tenga graves trastornos psicológicos y digestivos o que, por ejemplo, una de las peores epidemias hoy día sea la obesidad infantil; y así podríamos continuar con una larga lista de patologías.

Hay que remontarse unos instantes a las antiguas corrientes clásicas de espiritualidad de la India, donde encontramos *Los Yoga-Sutra de Patanjali*, el primer texto de yoga (literalmente significa *yugo* o *unión*) conservado íntegramente, escrito entre el año 300 y 400 de nuestra era. Y ahora entenderás el porqué.

Rishi Patanjali decía que todo sufrimiento proviene en el fondo de la ignorancia. La raíz de la enfermedad está en el pensamiento ilusorio de que estamos separados del TODO, que es a lo que Patanjali se refiere como ignorancia.

A lo largo de este capítulo irás comprendiendo y asimilando mejor el concepto de Patanjali. El cuerpo sobrepasa nuestro limitado entendimiento; es obvio que en él actúa constantemente una Inteligencia Infinita. Este hecho es innegable.

Como mencioné anteriormente, toda enfermedad nos indica sin la menor duda que existe un conflicto y, a su vez, tras los revolucionarios estudios realizados por el Dr. Barry Sears, se ha demostrado que la inflamación celular es el punto de inicio de toda enfermedad. Si el punto de partida de toda enfermedad da lugar a la inflamación celular, ¿qué es lo que produce dicha inflamación?

Ahora mismo vas a obtener una rápida y contundente respuesta:

Tus hábitos alimentarios, y aquí quiero abrir un paréntesis para que pongas toda tu atención en las siguientes líneas.

El incremento abusivo de los tratamientos químicos en la agricultura convencional a nivel mundial es espeluznante, las cifras hablan por sí mismas; en 1945 se emplearon 7 millones de toneladas de abonos químicos, en 1969 superaron los 53 millones de toneladas, en 2000 más de 150 millones de toneladas por año. Hoy día ya hemos superado con creces los 200 millones de toneladas por año.

Las grandes industrias defienden cínicamente el uso indiscriminado de todo tipo de sustancias altamente nocivas para la salud, argumentando que los niveles a los que estamos expuestas personas como tú y yo son 100 veces menores a las dosis tóxicas para los animales.

Existen demasiadas evidencias que demuestran todo lo contrario. En 1995 el National Toxicology Program realizó diversos estudios con algunos centenares de sustancias químicas de entre las miles que estaban presentes en el mercado en aquel entonces. La conclusión es que en su totalidad no sólo estamos expuestos incontroladamente a su toxicidad, sino que superamos en casi 75 veces las dosis tóxicas impuestas por las industrias para los animales.

En los últimos treinta años, la Agencia Internacional para la Investigación sobre el Cáncer de la OMS tan sólo ha analizado 900 sustancias sospechosas carcinógenas de entre las más de 100.000 que lleva emitiendo la industria desde 1940, a un vertiginoso ritmo de varios millones de toneladas al año.

¡Eso sí que es sospechoso!

Pero continuemos, el agua que ellos consideran «potable» contiene más de 60.000 sustancias químicas extremadamente nocivas para la salud del ser humano. Incluso el agua embotellada que la gran mayoría de las personas creen ser «natural» o de «manantial», no es más que agua del grifo pasada por filtros que le dan buen sabor y así te la pueden vender 7.000 veces más cara. Y aquí, incluyo todos los filtros instalados en las casas para el uso doméstico que hayan sido aprobados por los organismos oficiales pertinentes.

De repente, han aparecido cientos de marcas de agua en el mercado a nivel mundial de una calidad según ellos «más que buena».

¿Será que han descubierto el mismo número de «divinos» manantiales por todo el planeta? Interesante...

¡Vamos, hombre!, ¡Hasta cuándo!

INTERESA QUE ESTEMOS ENFERMOS. Sí, lo has leído bien, provocar enfermedades en vez de prevenirlas es un gran negocio para la industria farma-

93

céutica o, mejor dicho, para el mundo financiero, propietario de la industria farmacéutica y tecnológica. La banca financia y domina los gobiernos, las guerras, las leyes, el sistema sanitario, la injusticia social, la pobreza y todo lo que ello conlleva. Hoy por hoy, la industria farmacéutica –las finanzas– controlan el mundo entero, no sólo a través de los medicamentos, sino también a través de la industria química (contaminando la tierra, el aire y el agua), envenenando los alimentos mediante la industria agroalimentaria.

La sociedad está atrapada, la gran industria farmacéutica no tiene el más mínimo deseo de que nada cambie. Piénsalo bien: en la actualidad casi todos los alimentos son manipulados genéticamente: semillas transgénicas, hormonas, piensos, insecticidas, herbicidas, pesticidas, harinas y azúcares refinados, edulcorantes artificiales, leches homogeneizadas y todo tipo de alimentos procesados.

Rudolf Steiner ya afirmó contundentemente durante una célebre y premonitoria conferencia que darle de comer carne a una vaca –aunque fuese de paloma– la volvería loca, ya que «atacaría su sistema nervioso y su cerebro».

En resumidas cuentas, es lo que están haciendo contigo. Hay un gran interés por mantenerte ignorante y vivo, pero eso sí, enfermo.

Siempre hay un trasfondo en todo, y al final se halla el dinero de por medio, de manera que resulta altamente rentable que las personas sigan alimentándose con comida basura.

La contaminación ambiental, ya que sólo por estar en contacto con el aire plagado de toxinas, sufrimos un fuerte desgaste, dando como resultado una gran oxidación e inflamación celular.

Los pensamientos.

Las ondas de vibración con las que convivimos a diario (móviles, ordenadores, microondas, antenas, televisores, etc.).

Voy a detenerme unos instantes para dar mayor entendimiento y comprensión a la enfermedad, pero antes me gustaría hacer una diferenciación entre enfermedad y dolencia. La enfermedad es algo externo que forma parte del cuerpo físico (aunque perfectamente podrías estar enfermo sin ni tan siquiera saberlo) y que se debe al mal funcionamiento del organismo, mientras que la dolencia es algo que sucede en nuestro interior, como los trastornos psicosomáticos, en los que puedes encontrarte realmente mal y no hallar ninguna enfermedad física.

Una vez realizada esta aclaración, requiero de tu atención, querido lector, ¿sabías que posees dos cerebros más? Así es: dos cerebros más. ¿No es realmente maravilloso?

Son muchos y extraordinarios los avances realizados en el campo neurológico, y es bien sabido que la inteligencia no sólo está en el cerebro, sino que está presente en nuestra unidad cuerpo-mente. El neurólogo Robert K. Cooper demostró que en el intestino y en el corazón hay neuronas o redes celulares que desempeñan un trabajo similar a las neuronas de nuestro cerebro.

En el segundo cerebro, situado en el intestino, hay alrededor de cien millones de neuronas, que aunque estén conectadas al cerebro, tienen la capacidad de aprender, recordar e influir en nuestras percepciones y conductas de manera independiente.

El tercer cerebro está situado en el corazón y la red neuronal que lo forma posee más de 40.000 células nerviosas que, a su vez, van unidas a una compleja red de neurotransmisores. Su campo electromagnético es unas 5.000 veces mayor que el campo generado por el cerebro y, por supuesto, también aprende, recuerda y actúa de manera independiente. Lo que ya se sabía hace miles de años gracias a la meditación oriental se está reconociendo hoy día. El ritmo cardiaco puede alterar la efectividad del pensamiento cerebral.

Quizás ahora empieces a encontrar respuestas adecuadas a los males que se viven hoy en nuestra sociedad. No obstante, centrémonos en lo que parece ser una palabra muy de moda en nuestros tiempos, «crónica» o «incurable».

Este concepto únicamente se utiliza en nuestra limitada y materialista medicina occidental moderna, que se siente totalmente impotente ante las enfermedades que ellos denominan «crónicas, sistemáticas o degenerativas». No existe un modelo médico convencional para el tratamiento de dichas enfermedades.

Ni por un momento es mi intención menospreciar a la comunidad médica, ni mucho menos a sus avances tecnológicos, pues es bien sabido que alcanzan un impecable nivel en cuanto a cirugía se refiere –son auténticos maestros reparando el cuerpo humano. Ahora bien, la medicina moderna tiene apenas 300 años de experiencia y sus bases son mecanicistas, no consideran ni la conciencia, ni las emociones, ni el campo corporal, por lo que no llegan a la comprensión de la unificación vital de cuerpo, mente y espíritu y, mucho menos, al entendimiento del comportamiento de las enfermedades del ser humano. Por el contrario, las medicinas tradicionales, como la Ayurveda o la Medicina Tradicional China, son ciencias milenarias que tratan al ser humano como un TODO, por lo que el concepto de enfermedad incurable no existe.

La medicina clásica (alópata) se basa en que toda enfermedad es causada por agentes nocivos externos, como los virus y las bacterias, o al mal funcionamiento de un órgano interno del cuerpo humano. *Alopático* significa tratar la enfermedad con sus opuestos. De ahí, que su principal enfoque sea centrarse en paliar los síntomas de la enfermedad a través de todo tipo de sustancias y productos farmacológicos y conseguir así el «bienestar» de la persona. Para el sistema alópata, la medicina es el control y la gestión de la enfermedad. Todo este tipo de procedimientos alopáticos que son administrados a diario en nuestra sociedad dañan seriamente la salud y el bienestar de las personas. La medicina alópata crea una gran dependencia en el paciente, ignorancia, sumisión y cómo no, más enfermedad.

Si no me crees, detengámonos un momento en la etimología de la palabra *bios* (vida), y ¿ahora veamos la palabra *antibiótico* (anti vida). ¿Quién está engañando a quién? ¿Te das cuenta de que estás viviendo en una continua falsedad?

Mi trabajo es de concienciación, sólo pretendo informarte de la realidad, un antibiótico debería ser administrado únicamente si es imprescindible, como mucho una vez al año y no de manera indiscriminada. ¿Cuántas personas conoces que les dan a sus hijos antibióticos para paliar un simple resfriado? Y eso es sólo otro pequeño ejemplo.

Otro claro ejemplo son las ineficaces vacunas para la inmunización (tétanos, gripe, hepatitis B, rubéola, rabia, tuberculosis, difteria...), que lo único que hacen es provocar la enfermedad a prevenir, transmitir y sensibilizar a la persona frente al trastorno en cuestión. Y llegados a este punto, quiero puntualizar que si hoy día se viven más años, no es gracias a la tecnología de la medicina clásica, ni tampoco a sus remedios, sino más bien a las mejoras de las condiciones de vida, en especial la higiene.

Sé consciente de ello y reflexiona.

Por otro lado, tenemos la natural e ilimitada medicina holística (cuerpo, mente y espíritu). La palabra «holístico» procede del griego *holos*, que significa total, entero, tomado en su conjunto. La holística tiene su sólida base en que toda enfermedad se debe a un conflicto de tipo mental, aunque nunca hay que perder de vista los factores externos que puedan haber contribuido a provocar la enfermedad. Es decir, la enfermedad nunca se inicia en el cuerpo físico, a no ser que se trate de un accidente.

Todo lo que para la medicina moderna es «incurable» o «crónico» es porque externamente sus representantes no pueden hacer nada o simplemente no les interesa hacer nada, de ahí su enorme impotencia ante un amplio repertorio de patologías, que tienen sus orígenes en los pensamientos y emociones.

Existe en el cuerpo humano una fuerza vital que tiende a la recuperación de la salud. Es indispensable dejar que esta fuerza vital, denominada de varias maneras, como energía sutil, *prana* o *chi*, pueda actuar sin trabas, evitando así los errores que puedan constreñirla o paralizarla.

Desde el principio de los tiempos ha existido el «software» necesario en la inteligencia de nuestra unidad *cuerpo-mente*, para la supervivencia y evolución del ser humano. De ahí que todo lo «incurable» o «crónico» se pueda tratar eficazmente desde nuestro interior. Es cierto que puede ser realmente duro de asumir y de aceptar que las personas enfermas crónicas necesitan vivir con su enfermedad, por eso en ocasiones resulta más complicado de lo normal sanar en su totalidad a la persona.

Una de las pandemias más diabólicas de nuestra sociedad es el cáncer, que abordaremos en las siguientes páginas a través de lo constatado y experimentado en mi trabajo diario.

Antes de empezar, quiero hacer un pequeño inciso, pretendo dejar bien claro que nunca he tratado a un cliente del mismo modo que a otro, pues aunque es bien sabido que hay patrones, hábitos y conductas en común, cada persona es un maravilloso mundo por descubrir. Quiero que, si este libro ha llegado a tus manos, y ahora mismo estás leyendo estas líneas, mis palabras lleguen a lo más profundo de tu ser, de manera que tu conciencia se eleve y aceptes la verdad tal y como es, pues aunque duela y suela ser cruda y dura, es tierna, dulce y amable a la vez.

Mil millones de gracias por tu comprensión y, ahora, continuemos con esa temible palabra, cuya sola mención es más mortífera que la propia enfermedad.

LAS ENFERMEDADES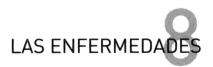

Cáncer

El mundo de hoy enfrenta problemas que no pueden ser resueltos pensando en la misma forma en que se pensaba cuando fueron creados.

Albert Einstein

Cáncer es el nombre que se da a la multiplicación descontrolada de una célula cuando pierde sus mecanismos normales de control. Las células se dividen para poder responder a sus propias necesidades internas, ya que están continuamente en comunicación con el resto del cuerpo, es decir que, en todo momento, la división celular es un acto magníficamente realizado a conciencia, exceptuando aquellos casos en que las células tienen un comportamiento totalmente antisocial. En cierto momento, éstas deciden no obedecer los mandatos y dejan de comunicarse con el resto de la comunidad.

El cáncer no es una célula que se ha vuelto loca, sino que, dentro de su orden esquemático, irrumpe una serie de órdenes erróneas que provienen del ADN. Esas órdenes son las que alteran su comportamiento normal.

Es entonces cuando la célula da por terminada la actividad al servicio de un órgano en concreto, y decide de manera descontrolada empezar a reproducirse. Su ADN se ha modificado a causa de algún agente carcinógeno.

Este proceso acaba formando una masa celular que invade los tejidos adyacentes con un claro objetivo: propagarse por todo el cuerpo. Es lo que denominamos metástasis. Dicha propagación encuentra sus límites en el agotamiento del huésped; ahí acaba su lucha por la libertad y su propia autodestrucción, la muerte.

Las células cancerosas actúan del mismo modo que nosotros los seres humanos, aniquilando prácticamente todo lo que se ponga por delante, con el fin de asegurar la supervivencia. La ley del más fuerte: comer o ser comido.

¿Te das cuenta de que las casualidades no existen, y que por eso está tan a la orden del día el cáncer en los tiempos que corren?

Déjame refrescarte la memoria. El cuerpo posee una mente propia, y todas sus células están programadas por el ADN. Pues bien, muchos cánceres son provocados por los «agentes carcinógenos», que pueden ser de muy diversa índole, como la exposición irresponsable a la luz solar, una mala alimentación, contaminación, medios de control, productos químicos, virus, altas dosis de estrés, ego, tabaco, radiaciones… todos ellos debidos al modo de vida actual.

¿Eres consciente de que el ser humano está continuamente expuesto a todos estos agentes carcinógenos y de que tu organismo vive continuamente amenazado? La verdad, creo que no, si no velarías más por tu salud.

No te asustes y mantén la calma por lo que vas a leer a continuación: TODOS POSEEMOS UN 9% DE CÉLULAS CANCERÍGENAS.

Estas células cancerígenas aparecen de 6 a 10 veces en la vida de una persona y la verdad es que pasan, la gran mayoría de veces, totalmente desapercibidas, ya que el sistema inmunológico (siempre que esté fuerte) es el encargado de destruirlas, evitando la formación de un posible tumor.

Si el sistema inmunológico está débil, estas células pueden lograr su multiplicación por billones antes de que aparezcan en los análisis estándares. Esta señal es la indicación de múltiples carencias nutricionales a nivel celular, que pueden haber sido ocasionadas de manera multidimensional por causas y factores como los mencionados anteriormente.

Desde el punto de vista científico es bien sabido que, normalmente, se requieren entre diez y cuarenta años para poder detectar un tumor formado a partir de una única célula contaminada, es decir, los inicios del cáncer en forma de anomalía celular.

¡Entre diez y cuarenta años! ¡Cuánto tiempo malgastado! ¡Piensa en todo lo que se podría haber hecho y no se hizo antes de llegar a ese estado!

Imagino que ya te habrás dado cuenta de adónde quiero ir a parar.

Ya lo enunció Benjamin Franklin: «Un gramo de prevención es mejor que un kilo de curación».

Recapacita unos instantes y medita sobre ello.

Y ahora, por favor, permíteme exponerte la realidad del cáncer en nuestros días.

Son múltiples los casos de cáncer que han pasado por mis manos, en todos ellos he podido constatar y comprobar que se repiten los mismos hábitos y patrones de comportamiento. Uno tras otro siguen el mismo modelo y, la verdad, es que sus síntomas patológicos estaban localizados en diferentes partes del cuerpo (más adelante entraré en detalles).

El cáncer, al igual que cualquier otra enfermedad, es la suma de numerosos instantes vividos con sus correspondientes emociones, creadas químicamente en nuestra unidad cuerpo-mente. El ser humano, único en su especie, implacable con sus propios objetivos e intereses utiliza a todos y a todo lo que le rodea a su antojo, en beneficio propio, sin importarle lo más mínimo las secuelas que va dejando tras de sí. Y, en verdad, es el más insignificante de la creación. Como muy bien dijo Deepak Chopra, «cualquier otro espécimen sobre la faz de la tierra, es mucho más importante que el ser humano, si todos los insectos desapareciesen, en cinco años ya no habría vida en este planeta. Por el contrario, si desapareciese la especie humana, dentro de los próximos cinco años, habría mucha más vida de la que hay en el planeta».

Quizás te resulte duro de aceptar, pero ahí está tu ego en juego: las verdades duelen. El único cáncer que hay en el mundo es el ser humano y, para poder entender esta enfermedad, lo primero es conocernos a nosotros mismos.

El CÁNCER NO ES UNA ENFERMEDAD, es una gran oportunidad para reconocer la manera de actuar ante las circunstancias de la vida, para poder corregir vicios mentales y costumbres adquiridas a lo largo del tiempo. Es una respuesta del cuerpo, que demanda ayuda, ESTÁ PIDIENDO A GRITOS UN CAMBIO EN TODOS LOS SENTIDOS.

Lo que el hombre insiste en llamar enfermedad, no es nada más que el lenguaje que utiliza el cuerpo para enviar un mandato, un «reset», un «reajuste» desde nuestro cerebro para darnos la opción de supervivencia y adaptación que nos está diciendo: «debo purificar y encontrar mi camino en la vida», pues dicho balance es útil para la evolución de la especie. El mundo entero necesita quitarse la venda de los ojos, ha de escuchar y captar las señales que nos da el presente. Es evidente que el cáncer pretende decirnos y enseñarnos algo, y lo peor de todo es que la gran mayoría se niega a verlo. Anteriormente ya mencioné la suma importancia que tiene el modo equívoco de vida existente en nuestros días.

Bien, qué tal si empezamos a revisar estas conductas, hábitos, patrones y vemos la realidad tal y como es...

Por mi parte, he podido constatar que todos los casos que han llegado a mí de personas con cáncer albergan fuertes heridas en su interior; tienen almacenados sentimientos muy recónditos, relacionados con su pasado. Normalmente suelen sentirse impotentes, desesperadas, amargadas y enfadadas con ellas mismas, llenas de venganza, ira, odio y rencor. Respecto a la vida, se sienten víctimas en potencia, culpan de su infelicidad a todo cuanto les rodea. El mundo siempre está en su contra. Incapaces de perdonar, albergan un profundo resentimiento instalado durante largo tiempo (a veces desde su infancia) hasta que, literalmente, se adueña del cuerpo, se lo va comiendo.

La ausencia de amor, el sentirse no querido, no cuidado, la soledad, la tristeza, el abandono y en algunos casos el ansia materialista, son características muy comunes en todas ellas.

Viven ancladas en el pasado, recreándose una y otra vez en todas aquellas situaciones o personas que, según interpretan, le han podido ocasionar malestar físico o mental. Su ego no les deja ver más allá, se sienten dolidas y por eso constantemente recuerdan dichos problemas.

Los problemas sólo existen en la mente. Son circunstancias de la vida por las que hay que atravesar. El resultado de todas estas experiencias (cada sentimiento, cada explosión emocional) es lo que va haciendo mella en la persona, ya que se identifica física, mental, emocional y espiritualmente con ellas. La gran mayoría de las veces –por no decir todas–, el cliente tiene un elevado ego y un poderoso orgullo; ahí radica el grave error que se comete al afrontar la vida.

Todas estas personas son extremadamente sensibles, no han sabido canalizar sus energías (pensamientos, sensaciones, emociones...) y se ven envueltas en un círculo vicioso de negatividad, nada bueno para esa unidad que se compone de cuerpo, mente, alma y espíritu.

El ser humano es el único animal que odia y ama a la vez, juzga sin parar y no se da cuenta del veneno que encierran las palabras, de su poder vibracional (tema que se abordó con anterioridad). Los animales son una fuente de amor incondicional, hay que aprender mucho de ellos, todo lo contrario que el ser humano. Cuando un animal ataca a otro es por que necesita alimentarse, pero difícilmente veremos actitudes de odio, rencor o venganza entre los animales. Ha sido muy rara la vez en que una persona enferma de cáncer no albergara los sentimientos y emociones antes mencionados, sin embargo, también he visto todo lo contrario; una persona complaciente, entregada y luchadora por los demás, a la que en apariencia todo le va bien, cuando en realidad, oculta en sus entrañas una víctima en potencia. Existe en su interior una tendencia a responsabilizarse de las injusticias caídas sobre los demás. Es decir, continúan comiéndose internamente por sus odios y rencores.

Revisando la diversidad de casos que se han ido cruzando en mi camino, constato que sirve de gran ayuda y de manera reveladora ver en qué zona del cuerpo ha tenido lugar el cáncer; de este modo se puede llegar a la comprensión de la causa de ese sentimiento malicioso. Por cierto, un detalle importante que no querría obviar: cuando una persona odia su trabajo, está influyendo decisivamente en el desarrollo de un cáncer. Piénsalo detenidamente: esta persona pasa prácticamente todo el día quejándose y a disgusto con lo que hace… ¿A cuántas personas conoces así? ¿Eres tú una de ellas?

Todas las patologías llevan un mensaje oculto, sólo hay que observar y escuchar desde el interior de uno mismo. En muchas ocasiones, si en lugar de insistir en la búsqueda externa para solventar los síntomas de las enfermedades, buscásemos en el origen de ellas, se conseguiría resolver con éxito muchos más casos.

Paso a detallar algunos ejemplos cotejados y, con esta disertación, no quiero decir que siempre sea éste el origen de algunos cánceres, pero sí que es cierto que la mayoría de las veces tiene este común denominador:

Cáncer de colon. Representa la capacidad de soltar todo aquello que ya no se necesita. En otras palabras, guardarse toda la basura dentro. Se necesita un equilibrio entre ingesta, asimilación y eliminación para fluir con la vida (*prana* y *apana*). El canal de eliminación está bloqueado por los miedos y la incapacidad de digerir la negatividad de los pensamientos autodestructivos.

Cáncer de mama. Representa la maternidad. Siempre existe una fuerte tendencia de sumisión, de cuidar, preocuparse de los demás y abandonarse a sí misma, desvalorizando a la maravillosa feminidad. Hay patrones evidentes de querer ejercer un exceso de deseos y mandatos, sobre los hijos o familiares cercanos, que pueden llegar a ser traumáticos para la persona, debidos quizás al sentimiento de no haberse sentido plenamente aceptada en la infancia.

Leucemia. Fuerte desvalorización de uno mismo. Hay un serio conflicto en estas personas: han perdido la alegría, no se sienten cómodos con lo que les ha tocado vivir. Afrontan las circunstancias de la vida de una manera infantil. Sienten en todo momento que no son útiles para nada ni para nadie. Creen que han sido dejados de lado.

Tumor cerebral. Indica la manera en que se ven las cosas en el momento actual, la no aceptación de la verdad. Hay un poderoso apego a las creencias destructivas; son personas muy tozudas, que se niegan a cambiar los antiguos patrones mentales. Es obvio que hay una gran contradicción entre su unidad cuerpo-mente y su espíritu.

Seminoma testicular (cáncer de testículos). Al igual que en el caso de las mujeres con cáncer de mama se rechazaba la feminidad, el cáncer en los testículos indica una intensa falta de aceptación de la masculinidad. Hay una no aceptación de la sexualidad, ya sea masculina o femenina. Estas personas no aceptan su cuerpo, no son dignos de el, y les cuesta mucho mirarse al espejo, amarse, acariciarse, se sienten sucios –en todos los sentidos.

Cáncer de próstata. Sigue representando un conflicto con la masculinidad, sienten mucha culpa y presión en lo referente a la sexualidad. Por norma general, existe una no aceptación del envejecimiento y la resignación a que ya no sienten ni tienen la misma vitalidad sexual. Esto hace que se culpen por ello y tengan una creencia errónea acerca de su virilidad. Creen que ya no son hombres.

Cáncer vaginal. Hay una tremenda culpabilidad sexual, son personas que se autocastigan día y noche, sintiéndose culpables de circunstancias pasadas ocasionadas por el sexo opuesto. Albergan gran odio y rencor hacia la pareja y hacia ellas mismas, pues se culpan de lo sucedido. Reniegan de sí mismas.

Osteosarcoma (cáncer de huesos). Existe una enorme rigidez de pensamiento, son personas que perseveran en el comportamiento destructivo, emiten continuamente juicios y críticas con enorme testarudez e inflexibilidad en su manera de ver las cosas, dado que a lo largo de sus vidas han sufrido hechos traumáticos que les han provocado miedo y rechazo. De ahí, su invariable postura ante la vida.

Más adelante, te detallaré el caso real de una mujer con cáncer de mama, y cómo gracias a la combinación de las maravillosas herramientas presentes en esta obra y SU ACTITUD ANTE LA VIDA logró vencerlo.

Ahora es el momento de estar bien atento, aceptar la verdad y de revisar urgentemente el tratamiento tradicional del cáncer en nuestros días.

Actualmente padecen cáncer una de cada dos personas y fallecen una de cada tres. El cáncer es la principal causa de mortalidad a nivel mundial. En el 2007 alrededor de 7,9 millones de personas murieron de cáncer. Estas cifras son realmente alarmantes. ¿Tan ciega está la humanidad, que no se da cuenta de la verdad? ¿Tanto cuesta hacernos conscientes de que esta enfermedad, el CÁNCER, lo único que intenta en todo momento es comunicarse con nosotros?...

Es obvio que intenta decirnos algo –antes, ya expuse las múltiples causas de su rápido crecimiento–. Los tratamientos que han servido de referencia para tratar el cáncer son la quimioterapia y la radioterapia. ¿Es peor el remedio que la enfermedad? Enseguida responderé a esa pregunta, pero antes abre bien los ojos y presta mucha atención a lo que vas a leer.

Ni los oncólogos ni los médicos aseguran en ningún momento que se produzca la curación en las personas tratadas con quimioterapia y radioterapia, por lo que, sinceramente, no están engañando ni mintiendo a nadie.

Yo no soy ni médico ni oncólogo, y la verdad sin menosprecio alguno, tampoco quisiera serlo, sin embargo requiero de tu atención para que leas lo siguiente: son numerosos los médicos, y prestigiosas revistas como *Discovery Salud* entre otras, que afirman que nunca durante la historia del uso y la aplicación de la quimioterapia y la radioterapia, se ha sanado una persona. Sí, has leído bien… ¡NUNCA NADIE SE HA SANADO SOMETIÉNDOSE A QUIMIOTERAPIA Y A RADIOTERAPIA!

¿Es peor el remedio que la enfermedad?

La quimioterapia y la radioterapia consisten básicamente en el tratamiento del cáncer mediante sustancias químicas citostáticas (intentan impedir la multiplicación de las células cancerosas) y citotóxicas (destruyen las células cancerígenas).

Su aplicación implica tanto el envenenamiento de células cancerígenas como el de células sanas, destruyendo el sistema celular óseo, el tracto intestinal, causando daños irreversibles en tejidos y órganos, tales como hígado, riñones, corazón, pulmones, etc…, de ahí sus brutales efectos secundarios.

La quimioterapia y la radioterapia son herramientas muy peligrosas, literalmente destrozan el cuerpo, debilitan el sistema inmunológico hasta tal punto que el organismo se vuelve propenso al desarrollo de otros cánceres.

El enfoque de la quimioterapia y la radioterapia es totalmente externo, no tiene en cuenta para nada las terribles secuelas que hacen mella en el paciente. El tratamiento actual del cáncer es totalmente rudimentario. Por suerte, empieza a haber conciencia del tema y se está exigiendo la retirada de los productos quimioterápicos que no sólo son caros e inútiles para tratar la patología, sino que, en muy elevado porcentaje, acortan la vida del paciente y, por descontado, empeoran su calidad. Aún diré más: estos mismos productos son los responsables de provocar y extender nuevos tumores cancerígenos.

Si realmente crees que, con este «*modus operandi*» se sana a una persona, estarás en lo cierto, tendrás razón, las personas que se curaron así, también lo creían. No hay medicina más poderosa en el cuerpo que la propia creencia. Desde luego, para mí así no se trata ni se sana a un enfermo de cáncer, dado que, como ya he mencionado, este tipo de procedimientos arrasa literalmente con lo bueno y lo malo de la persona.

Por otra parte, no deja de ser otro pingüe negocio con el que algunos se llenan los bolsillos, otra manipulación masiva de los medios de comunicación, que nos engañan por obedecer a los intereses económicos de la industria farmacéutica. Se oculta algo tan simple como el hecho de que ningún laboratorio se atreva a decir que sus productos curan el cáncer; mentirían, pues no lo hacen. No existe ningún producto quimioterápico que cure el cáncer, ninguno, jamás lo ha habido y jamás lo habrá.

En este clima social gobernado por el miedo, se prefiere arriesgar y quitarse el cáncer como sea, renunciando a erradicar la enfermedad para siempre. La continua manipulación de la humanidad hace que la inmensa mayoría de los enfermos de cáncer a los que se trata con «la alta tecnología de la moderna medicina nuclear» confíen ciegamente en que algo tan complejo y carísimo tiene que ser eficaz. Tal es la omisión de la información, que algunos incluso se sienten privilegiados por poder tener acceso a este tipo de tratamientos.

Por cierto, el cáncer no es una patología hereditaria como nos han hecho creer. Lo único que realmente se hereda son las ideas preconcebidas y el miedo a dicha enfermedad.

Hoy se sabe a ciencia cierta que existen tratamientos alternativos que han demostrado su eficacia y yo, querido lector, puedo corroborarlo con mis pequeñas aportaciones. Si a nivel mental no se le diera tanta importancia al cáncer y se reaccionara ante él como ante una enfermedad cualquiera, se incrementarían en un mil por mil las posibilidades de recuperar la salud.

Son muchas las personas de alto cargo político, social y científico que lo están pidiendo a gritos: ¡ya no se puede esconder la verdad por más tiempo! Entre ellas quiero citar al perseguido y encarcelado Dr. R. G. Hamer por defender sus teorías, cuyos éxitos en casos «incurables» han hecho tambalear el sistema médico oficial. Y a otros muchos que trabajan en difundir la verdad como John Hopkins quien, después de muchos años de decirle a la gente que la quimioterapia era la única manera de eliminar el cáncer, comenzó a ver y expandir la otra realidad del tema, o el Dr. Edward Fujimoto, gerente del Programa de Salud del Castle Hospital, pionero en explicar los riesgos de la dioxina y cuán peligrosa es para la salud.

Ernst Krokowsky, radiólogo de renombre internacional por sus investigaciones en el ámbito de la formación de metástasis, dijo: «Es muy probable que a la medicina de la Facultad le haya llegado la hora de darse cuenta de que con su enfoque local y su correspondiente afán por eliminar tumores pasó de largo ante la verdadera realidad, pues el cáncer es una enfermedad de todo el organismo [...] ¿Es que no se atreve nadie a decir que con nuestras actuales concepciones, teorías y métodos de tratamiento hemos llegado a un límite que, por pura decencia, nos obliga a examinar otras ideas, pensamientos y resultados en vez de condenarlos a vivir siempre fuera de la cátedra?».

Tras largos años de dedicación a la práctica de la radioterapia, en 1985 el médico español Fernando Castelló de Mora decidió dejarla para ir, en sus propias palabras, «en búsqueda de tratamientos más eficaces y menos dañinos», al igual que muchos otros especialistas hoy en día.

También el que fue premio Nobel de medicina Richard J. Roberts explicaba en una entrevista concedida al prestigioso diario *La Vanguardia* cómo la industria farmacéutica pervierte a los propios investigadores de tal modo que si no convierten un medicamento que cura en otro que cronifica la enfermedad no cobran la investigación. Además, acusaba a los gobiernos europeos y al americano del financiamiento de sus campañas políticas a través de esta industria.

Permíteme que a continuación plasme un breve extracto de un pequeño gran libro *La medicina patas arriba. ¿Y si Hamer tuviera razón?* (ediciones Obelisco).

Robert McNamara, ex presidente del Banco Mundial y ex secretario de Estado norteamericano, declaró un día: «Hay que tomar drásticas medidas de reducción demográfica incluso en contra de la voluntad de la población. Reducir la tasa de natalidad se ha revelado imposible o insuficiente. Por tanto, hay que aumentar la tasa de mortalidad. ¿Cómo? Con medios naturales: el hambre y la enfermedad» (*J'ai tot compris*, n. 2, febrero de 1987, Editions Machiavel, en Guylaine Lanctôt, *La Mafia Médicale*, Editorial Voici la Clef, 3 de septiembre de 1999). Según la doctora Lanctôt, las vacunas también forman parte de este plan premeditado.

Verdades que resultan demasiado incómodas, pues es evidente que hay excesivos intereses en juego, económicos, ideológicos y, cómo no, de poder.

Atrás deben quedar los tiempos en los que se reconocen los síntomas y se intentan eliminar con medicamentos totalmente inútiles y de dudosa procedencia. Es hora de indagar y comprender las causas emocionales de cada individuo, desenmarañar las telas de araña de su alma, despejar la ignorante tempestad que vaga por su mente y despertar su conciencia. Así es como se sanan las personas para siempre.

A sabiendas de que los mensajes que nos envía un cáncer son multifactoriales, cabe advertir que por muy espiritual que sea una persona también puede contraer dicha enfermedad y morir de ella. Y aquí quiero mencionar el caso de Krishnamurti, pues su connotación desde mi punto de vista es de una gran lección de humildad, ya que después de haber dicho todo lo que tenía que decir, fue él quien decidió a sus 91 años, abandonar el plano físico contrayendo un cáncer de páncreas.

Cada cual que saque sus propias conclusiones…

El sabio indio Patanjali decía que la ignorancia da lugar al ego, y el ego desarrolla preferencias y aversiones que, con el tiempo, dan lugar a la enfermedad física y el miedo a la muerte.

¿Te has parado a pensar por qué el cáncer puede localizarse en cualquier parte del cuerpo, menos en una? Tu corazón jamás enfermará de cáncer, ¿curioso, no?

El único «cáncer» que puede sufrir tu corazón es la falta de amor.

Siente, observa el silencio, escucha tu corazón.

Fui una vez gran amante de la profesión médica. Ya no sostengo esa opinión.
Los médicos nos han desquiciado. Considero el actual sistema como magia negra.
Los hombres cuidan menos sus cuerpos y ha aumentado la inmoralidad,
ignorando el alma. La profesión médica pone a los hombres a su merced
y contribuye a disminuir la dignidad humana y el control de sí mismos.
Yo me he esforzado para demostrar que no hay en la medicina servicio real alguno
para la humanidad y que es una injuria para la misma.
Y creo que una multiplicidad de hospitales no es prueba de civilización
sino más bien un síntoma de decadencia.

Mahatma Gandhi

Cáncer de mama

Parte de la curación está en la voluntad de ser sanado.

Séneca

Siempre me acordaré del suceso de Giselle, una joven e importante abogada de 36 años a la que recientemente le habían realizado una biopsia por un pequeño bulto aparecido en el pecho izquierdo. El resultado cayó como un jarro de agua fría: dio positivo. Giselle se enfrentaba a un cáncer de mama.

Allí estaba, ante mí, una prestigiosa y asustada abogada que había entregado su vida al trabajo, acumulando nervios, insomnio, ansiedad y estrés por doquier. Debido a su falta de tiempo para relacionarse, eran largos los períodos de soledad por los que atravesaba. Eso la llevó a consumirse en una profunda sensación de «no existir».

Pude constatar cómo, a través de sus patrones mentales, había desatendido algunos de los aspectos más vitales en la vida de una mujer, desencadenando entre otras cosas, un sólido descuido en los hábitos alimenticios y una baja autoestima en su feminidad, hecho que afectaba considerablemente sus prácticamente inexistentes relaciones fuera del ámbito laboral.

Durante su primera visita, dejó claro que, pese a estar aterrorizada, iba a operarse. Estaba de acuerdo con todas las recomendaciones médicas, incluso a sabiendas de lo que le esperaba exponiéndose al protocolo de la medicina convencional, pues ya se había informado ampliamente al respecto.

El diagnóstico era pesimista: el cáncer de mama se estaba extendiendo con rapidez. El tiempo jugaba en su contra. La única opción que médicos y cirujanos le habían dado era someterse a una mastectomía y la extirpación de los ganglios linfáticos de su axila izquierda, para después aplicarle las inexorables dosis de radioterapia y quimioterapia.

Tras explicarle a Giselle de forma transparente y empática el trasfondo que encierra el cáncer que, como cualquier otra enfermedad, simplemente es la suma de numerosas situaciones experimentadas en la vida con sus correspondientes emociones, se iba despertando en ella un gran interés por mi planteamiento en su proceso de curación. En pocas palabras, supo comprender que nada de lo que le estaba pasando era monstruoso ni terrible, tan sólo se trataba de la respuesta biológica que le mandaba su cuerpo de manera natural. Fue en aquellos instantes de comunión que pude sentir cómo la vibración de su enfermedad se iba desvaneciendo, al mismo tiempo que su expresión recuperaba la ilusión y confianza perdidas.

Recuerda querido lector, haz memoria, ya te hablé de ello: una palabra puede elevarte y sanarte o hundirte en las profundidades. El dispositivo ya estaba en marcha, lo que facilitó en gran manera la rápida integración y aceptación de todas las medidas a seguir por mi clienta.

Lo que vas a leer no pretende ser un sustitutivo de los remedios médicos convencionales, pues ésa es una elección muy personal. Gracias al Universo, las personas que se han puesto en mis manos han confiado plenamente en el planteamiento de su proceso de sanación, y es que cuando alguien confía y humildemente se entrega a su médico o terapeuta, las posibilidades de curarse siempre son mucho mayores que el que tiene una actitud desconfiada, distante, prepotente, arrogante y necia. Recuerda la cita del filósofo cordobés (y romano) que encabeza el capítulo. La curación está en ti; no lo olvides.

La Conexión

Gracias al gran éxito obtenido con Giselle durante su primera visita, decidí realizarle directamente La Conexión sin preámbulo alguno, en gran parte debido a la urgencia del proceso en cuestión y a que mi intuición dictaba que lo primordial en este caso era activar cuanto antes de forma poderosa y contundente su proceso de autosanación. Por lo que ese mismo día acordamos comenzar cuanto antes con todo lo establecido. Sin más preámbulos, Giselle se tumbó en la camilla para ponerse en manos de la inteligencia suprema y realizar la primera de las dos sesiones conectivas.

Una vez tumbada en la camilla, comencé la toma de contacto con su campo áurico observando maravillado cómo Giselle, en tan sólo un par de minutos, cerraba los ojos por completo entrando en un profundo estado de relajación –hecho realmente insólito si tenemos en cuenta su historial clínico.

Ambas sesiones transcurrieron con total normalidad sin manifiesto alguno de registros, exceptuando el de un cuerpo totalmente abandonado en el más profundo de los sueños. Fue tal la profunda sensación de paz y agradecimiento que emanaba del rostro de Giselle, que en ambas ocasiones resultó serle una muy grata sorpresa, pues la tensión desde hacía ya largo tiempo era su estado natural.

En el ambiente de la sala flotaba un pacto silencioso. Sobraban las palabras. Podía palparse un ambiente puro, de renacimiento, un acuerdo entre seres que se abren a la luz para pasar a formar parte de ella.

Siguiendo con lo establecido, presento el plan nutricional de Giselle.

Nutrición Meta Biológica

Antes de entrar en materia me gustaría destacar que no soy partidario de la ingesta exclusiva de alimentos crudos, como tampoco lo soy de que todo esté cocinado. Sinceramente, creo que ha de haber un equilibrio y éste empieza por observarse a uno mismo y estar atento a las señales que nos manda el cuerpo. Y no me refiero exclusivamente después de la ingesta de alimentos, sino en todos los aspectos. Es evidente que si a una persona le sienta de maravilla la manzana cruda, a otra le pueda ocasionar un fuerte desajuste digestivo, causándole gases, dolor abdominal e incluso estreñimiento.

Una vez realizada esta breve aclaración, continuemos. Es bien sabido que cuando una persona padece o ha padecido cáncer su sistema inmunológico paga con creces las consecuencias, pues queda muy debilitado o destruido por completo. Una de las maneras de ayudar a fortalecer sus defensas y combatir el cáncer es llevar a las células infectadas a morir de hambre, evitando todo tipo de alimentos que provoquen su estimulación. Al mismo tiempo se consigue la desintoxicación del cuerpo y la mente, liberándolo de las intensas cargas tóxicas que haya podido sufrir debido a una mala alimentación y, cómo no, a la quimioterapia y la radioterapia.

La base de este plan nutricional Meta Biológico elaborado exclusivamente para mi clienta consiste, primero, en desintoxicar de manera natural y contundente el organismo a través del incremento de la ingesta de vegetales frescos, jugos, legumbres, semillas, frutos secos, frutas y proteínas vegetales, quedando totalmente exentos, entre otros, todos los alimentos de origen animal y sus derivados.

De este modo se estimula la creación de un ambiente alcalino en el cuerpo, lo cual resulta imprescindible para la muerte de las células cancerígenas, ayudando así a recobrar el óptimo funcionamiento celular junto al fortalecimiento del sistema inmunológico.

Por este motivo, la Nutrición Meta Biológica hace hincapié en la importancia del uso y consumo diario de alimentos y bebidas procedentes de la agricultura biodinámica o, en su defecto, ecológicos, orgánicos o biológicos, que son aquellos que durante todas las fases de su proceso de elaboración han estado exentos de productos químicos, pesticidas, fungicidas, abonos químicos, o cualquier tipo de antibiótico de los que se emplean actualmente en las grandes producciones. Los vegetales procedentes de la agricultura biodinámica contienen altos niveles de ácido salicílico, por lo que resultan grandes aliados y protectores entre otras cosas en la prevención del cáncer, dato del todo relevante ya que su ingesta resulta totalmente imprescindible para un mayor, rápido y eficaz proceso de eliminación de las toxinas en el organismo.

Eliminar radicalmente

Eliminar por completo cualquier tipo de endulzante natural nutritivo como el azúcar moreno, azúcar integral, almidón, miel, miel de cereales, melaza, jalea real, néctar de agave, stevia, siropes, fructosa, FOS, D-manosa, lactosa, levulosa, dextrosa, maltodextrina, maltosa, manitol, xilitol, eritrol (ZSweet®).

Eliminar por completo cualquier tipo de endulzante artificial como el azúcar refinado blanco, edulcorantes como la sacarina, sucralosa, aspartamo (Nutrasweet, Equal, Spoonful...), ciclamato, lactitol, isolmat, alitamo, sorbitol, acesulfamo K (Sunette), neohesperidina, maltitol, splenda, monelina, curculina, taumatina...

El azúcar ya sea refinado o no, al igual que cualquier tipo de edulcorante, son alimentos estimulantes del cáncer, sólo aporta calorías al cuerpo, y para poder transformarse en calorías, nuestro organismo debe metabolizarlo. Para realizar este proceso se requieren vitaminas, enzimas y minerales que el «maravilloso azúcar» no tiene. El azúcar es un antinutriente, pues le roba al organismo todo lo que necesita.

Abre bien los ojos y lee con atención, pues lo que acabo de decir es vital no sólo para este tipo de dolencia, sino para todo aquel que quiera llevar una vida mucho más sana.

El azúcar junto con las harinas refinadas, entre otras cosas que irás descubriendo a continuación, es el principal causante de cáncer y de otras muchas dolencias, como diabetes, obesidad, caries, fibromialgia, etc.

Eliminar la sal procesada. La sal que comúnmente se adquiere en el supermercado lleva un aditivo químico para darle el color blanco, que también es un poderoso estimulante de células cancerígenas. En su lugar puede consumirse la sal marina o la sal a base de especias.

Eliminar todos los productos lácteos, especialmente los de la vaca. Los productos lácteos como el queso, la leche, los yogures, mantequillas, margarinas vegetales, etc. Provocan e incrementan flemas en el tracto gastrointestinal, y el cáncer se alimenta de flemas.

Después de 8.000 años bebiendo leche de vaca, el ser humano, aún no ha podido adaptarse a este «nuevo nutriente». Se necesitan aproximadamente 100.000 años para que el cuerpo del ser humano se acostumbre a dicho producto. El ser humano es totalmente incompatible con los productos lácteos, especialmente los relacionados con la vaca, no obstante según el modo en que se consuman causarán un mayor impacto en la salud. Hay miles de estudios realizados que corroboran lo dicho. Somos mucho más compatibles con los lácteos derivados de la cabra o la oveja, y de estos dos últimos, la mayor afinidad es con la cabra.

En caso de cáncer, no se debe consumir leche de vaca, ni de cabra, ni de oveja.

Se puede tomar leche de almendra, quinoa, espelta, arroz..., siempre y cuando no contengan ningún azúcar, edulcorante u endulzante añadidos.

Suprimir todo tipo de harinas refinadas. Son ricas en fósforo, azufre y cloro, irritadores de los músculos y estresantes del sistema inmunológico.

Suprimir el aceite vegetal de maíz, cártamo, girasol y de soja. Promueven la inflamación celular, especialmente en el cáncer de mama.

Eliminar café, té rojo, té negro, todo tipo de productos industriales ricos en grasas hidrogenadas, margarinas vegetales, bebidas azucaradas, bebidas con gas y excitantes, zumos en tetrabrik, salsas de condimento, vinagre, conservas enlatadas, patatas, platos precocinados, bollería, repostería, agua del grifo, bebidas alcohólicas, etc… El té que se recomienda tomar es el verde y el blanco, debido a su gran porcentaje en antioxidantes que ayudan a combatir entre otras muchas cosas el cáncer, el envejecimiento, la circulación, y a evitar el endurecimiento de las paredes arteriales.

Piensa un momento, si has hecho el sencillo ejercicio de revisar lista en mano las composiciones de los comestibles que tienes en casa, verás que la gran mayoría de ellos como los descritos anteriormente, están procesados y son artificiales, por lo que llevan conservantes, acidulantes, endulzantes, estabilizantes, etc. Todos estos productos que se están colando de manera voluntaria e impune en tu cuerpo van a convertirte a medio o largo plazo en un serio candidato a padecer algún trastorno serio.

Si tienes un jardín y plantas mala hierba, no parece muy lógico que luego te andes quejando del resultado.

¿Te vas dando cuenta de lo mal que está nuestra sociedad? La mayor parte de los productos que se consumen en el día a día son de este tipo.

Suprimir la ingesta de huevos, carnes, aves, embutidos y mariscos. Todos ellos son alimentos contaminados, difíciles de digerir, pues requieren de muchas enzimas digestivas. Sus restos permanecen en el intestino, pudriéndose, lo cual implica más toxicidad en el organismo. Eliminando su ingesta se liberan enzimas que atacan la membrana exterior de las células cancerígenas, permitiendo una mayor y rápida destrucción de células enfermas.

Hago una pequeña pausa para recordar a muchos de los lectores, pues son ya demasiadas las veces que me he encontrado con personas totalmente desorientadas, que no sabían que el jamón, ya sea el de york (o dulce), el salado, el ibérico, el de bellota, etc, el pollo y el pavo también se consideran carnes y embutidos.

Todos los alimentos mencionados anteriormente son ácidos y muchos de ellos, por no decir todos, son manipulados por el hombre, es decir, contienen hormonas de crecimiento, antibióticos, residuos, parásitos… Y si partimos de la base de que las células cancerígenas proliferan en un ambiente ácido, resultan gravemente perjudiciales para la salud del ser humano, especialmente para la persona afectada de cáncer.

Según estudios publicados por el hospital John Hopkins, se sabe que la dioxina produce cáncer, y especialmente el de mama, por lo que también hago hincapié en los siguientes aspectos:

No utilizar el microondas. El ser humano es totalmente incompatible con la vibración emitida por un microondas. Calentar o cocinar alimentos a altas temperaturas con envases de plástico produce como resultado dioxina, una toxina que es liberada por los envases de plástico hacia el alimento.

La utilización del microondas causa mareos, jaquecas, cansancio, debilita el sistema inmunitario, nervioso y central. Si eso aún no te convence, te diré que se alteran considerablemente los nutrientes de los alimentos, afectando especialmente al ácido fólico (vitamina del grupo B, básica para la formación de la sangre, e importantísima para el sistema inmunitario y el crecimiento).

Suprimir las frituras y barbacoas.

No congelar el agua en botellas de plástico. Se libera dioxina, que es un fuerte veneno para las células de todo organismo.

No utilizar utensilios de aluminio, teflón. Liberan sustancias tóxicas.

Mantenerse alejado de las radiaciones electromagnéticas derivadas del uso de la telefonía móvil, ordenadores, microondas, redes inalámbricas… La glándula pineal, de noche o en la oscuridad, secreta una hormona protectora del cáncer, que se ve seriamente agredida por el uso de los celulares, pues las radiaciones emitidas dañan esta glándula como si de luz se tratara, interrumpiendo la producción de estas hormonas. Aparte de todo lo dicho, bombardean constantemente el cuerpo, alterando seriamente el metabolismo y perjudicando la salud, dañando los glóbulos rojos y el ADN, provocando abatimiento, problemas oculares, cambios a nivel celular que afectan al intercambio de nutrientes y toxinas que se realiza a través de las membranas celulares, dificultan la percepción de los colores, provocan palpitaciones, dolor de oído, pérdida de memoria, insomnio, vértigo, mareos, falta de energía, inapetencia, decaimiento…

Eliminar radicalmente y evitar al máximo los productos de limpieza en seco, productos habituales de limpieza, como detergentes líquidos, desinfectantes y limpiadores de WC que contengan alquilfenones (nonoxinol, octoxinol, nonilfenol, octilfenol...), desodorantes y antitraspirantes que contengan aluminio, cósmeticos, champús, lociones, perfumes que contengan ftalatos, geles, gominas, tintes, esmaltes de uñas, filtros solares con estrógenos o productos de la placenta, parabenos (metilparabeno, poliparabeno, isoparabeno, butilparabeno...) oftalatos (DBP y DEHP), pesticidas e insecticidas químicos de uso doméstico.

Alimentos favorables e imprescindibles para la desintoxicación y recuperación de la salud

Antes de citar la relación de alimentos, suplementos y recomendaciones elaboradas para mi clienta, detallo varias de las pautas genéricas a seguir tanto antes como después de la ingesta de alimentos.

A estas alturas del libro, sabrás que los ejercicios de respiración y concienciación del acto de alimentarse junto con la repetición de las declaraciones, juegan un papel realmente imprescindible dentro de todo plan nutricional Meta Biológico. Estas pautas podrán variar según sean las circunstancias a las que se vea sometida la persona.

Por lo que el primer paso antes de consumir cualquier alimento siempre será tomar contacto con uno mismo, es decir, ser conscientes de nuestra respiración en el momento presente. Para ello basta con cerrar los ojos durante un minuto y realizar un par o tres de respiraciones completas. Si necesitas más información al respecto, puedes consultar el libro *Nutrición Meta Biológica* que dedica todo un apartado a la importancia de la respiración.

Éstos son algunos ejemplos de las declaraciones a realizar por mi clienta previamente a la ingesta de la comida, pero, antes, me gustaría realizar una pequeña aclaración. Existe una sutil y gran diferencia entre las declaraciones y las afirmaciones, y es que siempre que se realiza una afirmación puede suceder que la mente se resista a creérsela, pues se está expresando que lo que se quiere conseguir ya está sucediendo. En cambio, mediante las declaraciones que, resultan oficiales por definición, se manifiesta una intención sin especificar que se esté produciendo en el momento presente. De esta manera, la mente la acepta sin oponer resistencia alguna. Por ello, las declaraciones resultan de gran ayuda en el día a día, pues envían mensajes concretos y poderosos al Universo y al subconsciente, que tienen la capacidad de transformar los pensamientos, no obstante por sí solas nunca lograrán transformar a quienes las piensan. Realizado este pequeño pero importante inciso, prosigamos.

Lo ideal siempre que se pueda es repetirlas en voz alta y si no fuera posible, bastará con su repetición mentalmente:

Energía creadora, declaro que estoy profundamente agradecida por los alimentos y bebidas que me proporcionas, ya que ellos han dado su vida para que yo me nutra. A través de todo lo que como y bebo, me sano purificando mi cuerpo, mi mente, mi alma, quedándome en un estado perfecto de salud y amor.

Gracias Inteligencia Infinita por ser quien soy: [repetirlo mentalmente una sola vez y acto seguido repetir tres veces en silencio] Declaro que Yo soy sana, Yo soy feliz, Yo soy un ser espiritual.

Es de vital importancia que cada vez que te alimentes, contactes contigo mismo y des la bienvenida a aquello que vas a ingerir. Pídele a tu comida que te sane, agradece a la Madre Tierra la entrega de sus frutos, toca, huele, saborea, disfruta... No tengas prisa, haz del acto de la comida una cita romántica entre las partes, notarás cómo todo te sienta mejor, todo un maravilloso mundo de estímulos se abrirá ante ti, un universo que hasta ahora ignorabas debido al fuerte arraigamiento de las costumbres culturales del actual Occidente.

Por norma general, una de las pautas y recomendaciones a seguir por las personas que trato es que, después de comer, deben sentarse aproximadamente unos tres minutos en *Vajrasana* o «postura de roca», es decir, sobre los talones apoyando el dorso de los pies en el suelo, con las manos en los muslos y las palmas mirando hacia el cielo. La columna debe mantenerse bien erguida y la barbilla ligeramente apuntando hacia el pecho. Los ojos permanecen cerrados focalizando la atención un poco más arriba del entrecejo. La respiración abdominal, lenta, muy relajada y pausada. Es una postura muy recomendada para dispépticos y hepatópatas, así como para los que sufren de atonía del tubo digestivo y glándulas anexas, ya que se incrementa el riego sanguíneo en los órganos abdominales, beneficiando y facilitando la digestión. También corrige y elimina posibles trastornos menstruales o de la menopausia en la mujer. En el hombre mantiene la actividad sexual normal. En el caso de no poder realizar esta postura directamente, existen pequeñas banquetas que ayudan a mantener la postura correctamente.

Lista de alimentos favorables para Giselle

*   **ACEITES y GRASAS**
    Aceite de oliva (*prensado en frío y de cultivo biodinámico*), aceite de linaza (*prensado en frío y de cultivo biodinámico*), aceite de krill.

*   **LÁCTEOS VEGETALES** (*Todos ellos de procedencia biodinámica y sin abusar de la soja, ya que entre otras cosas en exceso, produce mucosidades a pequeña escala*).
    Queso de soja, leche de almendra, leche de quinoa, leche de espelta, leche de arroz (*no abusar si existen problemas de estreñimiento*), yogur de soja.

- **SEMILLAS y FRUTOS SECOS** (*Al natural, de origen biodinámico*). Semillas de calabaza, de uva, de lino (*molidas*), nueces (*no abusar, siempre en pequeñas cantidades*), almendras, cacahuetes y mantequilla de cacahuete sin ningún tipo de endulzante (*no abusar, siempre en pequeñas cantidades, sobre todo si se tiene alguna disfunción seria en el hígado*).

- **LEGUMBRES** (** Si existe meteorismo reducir su ingesta. Todas ellas de cultivo biodinámico y sin sus respectivas pieles para facilitar el proceso digestivo*).
  Germen de soja, *lentejas rojas o moradas, lentejas amarillas (*moong dal*), *frijoles (*judías negras*), y sus respectivos germinados.

- **HUEVOS** (*Totalmente prohibida su ingesta.*)

- **CEREALES** (*No abusar, siempre en pequeñas cantidades y biodinámicos*).
  Espelta integral, arroz basmati, arroz integral, centeno, mijo.
  Trigo sarraceno, amaranto y quinoa (*a pesar de no ser verdaderos cereales, se incluyen en esta familia, pues su composición es casi similar*).

- **PAN y HARINAS** (*Reducir al máximo su ingesta, como mucho 2 rebanadas pequeñas diarias y siempre tostado para facilitar su asimilación y digestión*).
  Pan de harina integral de espelta, pan esenio integral de espelta, pan de harina integral de amaranto, pan esenio de centeno (*si existen problemas severos de digestiones pesadas no abusar de la ingesta de centeno*).
  Harina de centeno, integral de espelta, de arroz, de trigo sarraceno.

- **VEGETALES** (** Si existe meteorismo reducir su ingesta. Es muy aconsejable escaldar cualquier tipo de vegetal si se tienen trastornos relacionados con el aparato digestivo. Todos ellos de procedencia biodinámica*).
  Acelga, *ajo, alga hiziki, agar-agar, wakame, kombu, *alcachofa, apio, *brócoli, brotes de alfalfa, *cebolla, *col rizada, hinojo, diente de león, escarola, espinaca, remolacha con sus hojas, *nabo, perejil, *puerro, rábano picante, zanahoria, calabacín y sus respectivos germinados.

- **PROTEÍNA ANIMAL** (*Totalmente prohibida su ingesta, a excepción de la proteína de suero de leche*).

- **PROTEÍNA VEGETAL** (*De origen biodinámico*).
  Tempeh, tofu (*no abusar*), seitán de espelta, alga nori, alga espirulina, alga chlorella, alga klamath, hamburguesas vegetales.

- **FRUTAS** (* *Si existe meteorismo reducir su ingesta*).
  Acai (*muy recomendable*), albaricoque, piña (*muy recomendable*), arándano (*muy recomendable*), *cereza, fresa (*muy recomendable*), frambuesa (*muy recomendable*), *ciruela roja, *ciruela verde, goji (*muy recomendable*), sandía, higo fresco (*muy recomendable*), limón (*muy recomendable*), papaya (*muy recomendable*), pomelo (*muy recomendable para este caso en concreto, no obstante, si se están utilizando ciertos fármacos para tratar la presión sanguínea alta, sedantes o ciclosporina, hay que consultar al médico, ya que el pomelo contiene altos niveles de un compuesto vegetal llamado narangin que podría incrementar el riesgo de una intoxicación no deseada en el organismo debido a una mala metabolización de dichos fármacos*), melocotón bien maduro (*muy recomendable*), mangostán (*muy recomendable*), mora (muy recomend*able*), *uva, *manzana (*muy recomendable*), noni (muy recomendable).

- **ZUMOS NATURALES** y **LÍQUIDOS**
  Agua purificada caliente, agua vivificada caliente, agua filtrada o destilada caliente (*con o sin limón*), combinación de jugo de noni, mangostán, acai y goji (*muy recomendable*), zumo de piña natural, zumo de remolacha, zumo de uva natural, zumo de manzana, zumo de pomelo natural, zumo de apio, zumo de melocotón natural.

- **INFUSIONES** (*Procedentes de la agricultura biodinámica*).
  Té Lung Ching (*muy recomendable*), té verde perlas de jazmín (*muy recomendable*), té blanco (*muy recomendable*), Shanti Tea (muy recomendable), infusión de alfalfa, infusión de raíz fresca de jengibre (*muy recomendable*), cardo mariano.

- **ESPECIAS** (* *En caso de meteorismo reducir su ingesta, sin abusar y en pequeñas cantidades*).
  *Ajo, cúrcuma, jengibre fresco, comino, nuez moscada, cardamomo, canela, miso, tamari, orégano, tomillo, romero, pimienta negra, cilantro, perejil, menta.

Compatibilidad alimentaria

La combinación correcta de los alimentos que ingerimos es de vital importancia para una buena metabolización. De esta manera, se ayuda a que las digestiones sean completas, es decir, se facilita la extracción y asimilación de los nutrientes para el organismo. Dentro de la Nutrición Meta Biológica, resulta clave la forma como se combinan los alimentos y la hora en que se deben realizar las comidas, hecho que dependerá de cada persona y situación. La correcta combinación de los alimentos es un tema analizado en profundidad en el libro *La Nutrición Meta Biológica*, donde podrás encontrar toda la información al respecto.

Acto seguido, expongo algunos ejemplos de comidas simples para el caso específico al que nos remitimos, con una buena y precisa compatibilidad química entre los alimentos:

DESAYUNO (Entre las 7 y las 9 h).

- Té Lung Ching + arándanos con yogur de soja enriquecido con suero proteico (*mezclar y espolvorear con canela en rama recién molida*).

- Té Lung Ching + macedonia de frutas de manzanas, uvas y moras.

- Té blanco + cerezas con queso de soja o yogur de soja enriquecido con suero proteico (*mezclar y aliñar con una cucharadita de aceite de linaza*).

- Té verde perlas de jazmín (*calidad extra superior*) + copos de arroz integral enriquecidos con suero proteico, manzanas y almendras troceadas (*hervir los copos de arroz con leche de almendras durante 15 minutos, espolvorear con canela en rama recién molida y añadir dos cucharaditas de aceite de linaza*).

- Té Lung Ching + pan tostado de harina integral de espelta (*con aceite de oliva*) acompañado de higos frescos o ciruelas rojas bien maduras.

- Té blanco + pan tostado de centeno (untado con paté de tofu y miso) y manzanas (*al horno, posteriormente espolvoreadas con canela en rama recién molida y aceite de linaza*).

- Té Lung Ching + tofu a la plancha acompañado de brotes de alfalfa, semillas de uva y puerros (*aliñado con abundante aceite de oliva y un poco de sal marina especiada*).

- Té blanco + macedonia de frutas de mangostán, manzanas y fresas.

- Agua caliente con el jugo de un limón + ensalada de escarola con zanahorias, nueces, almendras y agar-agar (*el agar-agar previamente remojado, durante 7 minutos. Aliñar la ensalada con abundante aceite de oliva, dos cucharaditas de linaza molida y unas gotas de tamari*).

Beber agua caliente durante el día apaciguará el apetito y ayudará en el proceso de limpieza del organismo. Hay que ingerirla mediante sorbos en espacio de tiempos de aproximadamente media hora. Una hora antes de la comida hay que dejar de beber agua.

Si aun así se tiene hambre, a lo largo de la mañana, se pueden consumir jugos de hojas verdes de cualquier vegetal u hortaliza de la lista detallada antes (acelgas, espinacas, germinados de alfalfa, apio, col...) junto con la ingesta de alga chlorella, ya que resultan de gran ayuda para la limpieza, desintoxicación y rejuvenecimiento del organismo, ayudando en la formación de glóbulos rojos en la sangre y reforzando notablemente el sistema inmunológico.

COMIDA (Entre las 12.30 y las 13.30 h).

• Ensalada de escarola con puerros, zanahorias y almendras (*aliñada con aceite de oliva, dos cucharaditas de semillas de lino molidas y orégano fresco*). Tempeh con calabacines y cebollitas (*todo ello preparado en el horno con un poco de aceite de oliva y unas gotas de tamari*). Infusión Shanti Té.

• Ensalada de brotes de alfalfa con apio, hinojo, rábanos picantes y zanahoria (*aliñar con aceite de oliva, una cucharadita de linaza molida, comino y tamari*). Tempeh con frijoles, cebolla, ajo, jengibre fresco, cúrcuma y tamari (*saltear el tempeh en la plancha y aliñar posteriormente con un poco de aceite de oliva. Servir junto con los frijoles y la masala a base de cebolla, ajo, jengibre fresco y cúrcuma, todo ello salteado con un poco de tamari y aceite de oliva*). Infusión Shanti Té.

• Ensalada de espinacas frescas con agar-agar (*el agar-agar dejarlo previamente en remojo durante 5 minutos, aliñar con abundante aceite de oliva y el jugo de un limón*). Calabacines rellenos de mijo, lentejas amarillas *moong dal*, puerros, zanahoria y queso de soja. (*Cortar los calabacines por la mitad, cocerlos durante 8 minutos, vaciarlos y mezclar la pulpa del calabacín con los puerros finamente cortados en trozos pequeños, la zanahoria rallada junto con el mijo y las moong dal previamente cocidas. Rellenarlos y condimentar ligeramente con especias al gusto. Espolvorear con un poco de queso de soja rallado y gratinar al horno*). Infusión Shanti Té.

• Crema de apio (*aliñada con aceite de oliva y una pizca de pimienta*). Arroz basmati con acelgas, zanahorias y almendras troceadas sin piel (*aliñado posteriormente con aceite de oliva y una pizca sal marina especiada*). Infusión de jengibre, con menta fresca y canela en rama.

- Apio con manzana y semillas de uva (*aliñada con abundante aceite de oliva*).
  Crêpe de trigo sarraceno relleno de espinacas, zanahoria, jengibre, ajo, cebolla y tiras de alga nori tostada (*las verduras hechas previamente al vapor, condimentar con aceite de oliva y tamari*).
  Infusión Shanti Té.

- Crema de lentejas amarillas *moong dal*, comino y jengibre fresco (*cocer las lentejas junto con los demás ingredientes y aliñar con aceite de oliva*).
  Tofu con brócoli, ajo, zanahoria y puerro (*el tofu a la plancha y posteriormente aliñado con un poco de aceite de oliva y sal marina especiada. Las verduras al vapor y aliñadas con un poco de aceite de oliva y tamari*).
  Infusión Shanti Té.

- Sopa de cebolla, miso y hojitas de perejil (*aliñada con aceite de oliva*).
  Hamburguesa vegetal con alcachofas (*al horno, aliñadas con aceite de oliva y una pizca de pimienta negra recién molida*).
  Infusión Shanti Té.

- Crema de remolacha fresca junto con sus hojas (*hervir la remolacha y realizar la crema condimentada con aceite de oliva, una pizca de sal marina especiada y pimienta*).
  Seitán de espelta con puerros (*el seitán a la plancha, los puerros al vapor y aliñados posteriormente con aceite de oliva y una pizca de sal marina especiada*).
  Infusión Shanti Té.

- Ensalada de escarola con apio y nueces (*aliñada con aceite de oliva*).
  Paella de arroz integral con brócoli, alga hiziki, zanahoria y alcachofa (*si se quiere se puede acompañar con masala a base de cebolla, ajo, jengibre fresco y cúrcuma, todo ello salteado con un poco de tamari y aceite de oliva*).
  Infusión Shanti Té.

CENA (Entre las 19 y las 20 h).

* Hamburguesa vegetal con brócoli (*al vapor, aliñado con aceite de oliva*).

* Crema de calabacines e hinojo (*aliñada con aceite de oliva*).

* Tempeh con puerros y rodajitas de apio.

* Alcachofas (*al horno y aliñadas con el jugo de un limón, aceite de oliva y una pizca de pimienta*).

* Manzanas (*escaldadas o al horno, espolvoreadas con un poco de canela en rama recién molida y aceite de linaza*).

* Tempeh a la plancha con cebollitas (*al vapor, condimentado todo ello con un poco de aceite de oliva y una pizca de sal marina especiada*).

* Ensalada de brotes de alfalfa con cebolla y alga wakame (*aliñada con aceite de oliva y una pizca de sal marina especiada*).

* Cebolla, nabos con sus hojas, col rizada y calabacín (*al vapor, aliñados con un poco de aceite de oliva, comino y una pizca de pimienta*).

* Crêpes de trigo sarraceno con brócoli, zanahoria, puerro, ajo, jengibre fresco rallado y alga nori tostada (*Las verduras al vapor, y una vez preparadas, aliñarlas con un poco de oliva, orégano y una pizca de sal marina especiada*).

Suplementos a tener en cuenta

La ingesta de suplementos alimenticios siempre es aconsejable realizarla bajo supervisión especializada. Consulta a tu especialista; es él quien debe concretar la dosis y la duración de ese tratamiento. Este tipo de productos no hay que comprarlos en las farmacias. Es necesario adquirirlos en herboristerías y tiendas especializadas que tengan un buen equipo profesional capacitado para aconsejar y orientar al cliente entre el amplio abanico de marcas que se encuentran en el mercado.

Incrementar la alimentación con ácidos grasos omega 3. Aceite de krill, de lino o cápsulas de omega 3 destiladas molecularmente, siempre y cuando sean de una muy buena y fiable marca que haya pasado un riguroso control de calidad, ya que estarán libres de toxinas y metales pesados como el plomo, mercurio, pesticidas, grasas nocivas (peroxidasas lípidas), etc. Son poderosos antiinflamatorios de la membrana celular, gracias al elevado contenido en omega 3 *ácido docosahexanoico* (DHA) y el *eicosapentaenoico* (EPA), también inhiben el crecimiento de las células cancerígenas y protegen de enfermedades coronarias, Alzheimer, artritis reumatoide y otras enfermedades autoinmunes, psoriasis, eccema, asma y depresión. Su consumo ofrece una importante protección y prevención contra cualquier forma de cáncer.

¿Recuerdas el consumo masivo del aceite de bacalao durante tantas generaciones pasadas? Una vez más se ha recuperado una vieja y saludable costumbre de antaño, lo único, que ha sido adaptada a nuestros tiempos.

Incrementar la ingesta de suplementos alimenticios, **todos ellos de origen vegetal**. Hay que ayudar a fortalecer el sistema inmunológico a través de antioxidantes, vitaminas, minerales, oligoelementos… Para ello se necesita un **multivitamínico y mineral de origen vegetal**, que esté exento de levadura de cerveza y trigo.

Incrementar la ingesta de vitamina C-1000.

Incrementar la ingesta de vitamina E.

Incrementar la ingesta de cúrcuma (*Curcuma longa*). Especia de origen asiático, muy apreciada en *Ayurveda*, por sus propiedades antiinflamatorias, antioxidantes, carminativas, cicatrizantes, antimicrobianas, hepatoprotectora, diurética... Tiene la capacidad de inhibir y reducir el crecimiento tumoral. Apta para cualquier tipo de carcinoma, en especial el de mama, piel, próstata, colon, estómago e hígado.

Consumir extracto de té verde. Los polifenoles del té verde actúan como fuertes protectores contra todo tipo de cáncer, gracias a sus propiedades antioxidantes, anticarcinógenas, antiinflamatorias, termogénicas, probióticas y antimicrobianas. También se ha comprobado su eficacia terapéutica en enfermedades como el Alzheimer, la artritis reumatoide, el Parkinson, etc.

Consumir concentrado natural de alga chlorella. Su consumo regula y estimula el sistema inmunitario ejerciendo un poderoso efecto preventivo contra el cáncer. También disminuye el efecto negativo de la quimioterapia y la radioterapia que sufre el organismo, reduce el impacto de la toxicidad en el organismo por metales pesados y productos farmacéuticos, ayuda a tratar problemas de astenia o cansancio físico e intelectual, incrementa la resistencia en períodos de actividad intensa, combate estados de desnutrición graves, posee propiedades antigripales, retrasa el proceso de envejecimiento celular, es desengrasante y hepatoprotectora, así como un buen coadyuvante en el tratamiento de la diabetes y el asma. Evita la retención de las heces y protege la flora intestinal.

Por si fuera poco, es un excelente suplemento nutricional (debido a su alto contenido proteico, vitaminas B1, B2, B6, B12, minerales y oligoelementos, como fósforo, hierro, manganeso, potasio, calcio, magnesio, cobre y zinc) para deportistas, mujeres embarazadas, madres lactantes y también en casos de astenia o cansancio físico e intelectual.

Incrementar el aporte de probióticos, que son microflora (bacterias y otros organismos). Todos ellos favorables y fundamentales para la salud, como *Lactobacillus acidophilus, Bifidobacterium bifidum*. Según el probiótico que se escoja también aportará la bacteria *Propionibacterium freudenreichii,* que incrementa de manera espectacular los lactobacilos o la bifidobacteria, estimula la función inmunológica y protege contra el cáncer de colon. Si se consumen tomando agua caliente con limón, puede quedar anulado su efecto e incluso producirse el contrario.

Recomendaciones

Limpieza de la lengua. Sobre la lengua se deposita una pátina (en su mayor parte toxinas) que puede variar el color según sea el desorden que sufre el organismo, por ello resulta de vital importancia prestarle atención limpiando la lengua por la mañana y por la noche.

Limpieza de las vías respiratorias. El aseo mediante la Lota (instrumento para la limpieza de las fosas nasales) con agua tibia purificada y sal marina fortalece la cavidad orofaríngea y previene los malestares del aparato respiratorio, proporcionando un efecto relajante sobre el sistema nervioso y también sobre los músculos faciales, distensando los rasgos. Este proceso se realizará en días alternos tres veces por semana. Los días restantes, se lubricarán las fosas nasales con aceite de sésamo prensado en frío de cultivo ecológico. Para ello, bastará con humedecer el dedo meñique en el aceite templado e introducirlo con suavidad en cada orificio, realizando un pequeño masaje interno.

En el caso de estar recibiendo quimioterapia, se utilizará aceite de almendras prensado en frío de cultivo ecológico sin templar.

Realizar la última ingesta de alimentos antes de la puesta de sol, o en su defecto, tres horas antes de acostarse. Se han de respetar los biorritmos del cuerpo, permitiendo el descanso del aparato digestivo y la regeneración celular de las funciones vitales del cuerpo.

Nunca consumir antes de acostarse cacahuetes, manzanas o zanahorias, ni cereales ni legumbres y ningún líquido en grandes cantidades, el hígado trabaja en exceso siempre que se toman alimentos con menos de cuatro horas de diferencia.

Incrementar el consumo de agua caliente sola, o con limón a diario. El limón purifica el organismo y elimina los ácidos (alcaliniza).

Por lo que respecta al agua, ha de ser filtrada o purificada, pues así se evitan los tóxicos y metales pesados, tanto para beber como para cocinar. El agua debe tomarse caliente y siempre entre horas. Durante las comidas evitar beber, y si fuera necesario tomar como mucho una taza de agua caliente o una infusión de las recomendadas. ¿Verdad que lavar con agua caliente es mucho más eficaz que con agua fría? Beber agua caliente a lo largo del día implica el mismo proceso, de manera que ayuda a acelerar la eliminación de toxinas en el cuerpo y evita la deshidratación. Lo ideal es hervir el agua al menos durante un par de minutos, para que el *prana*, o fuerza vital entre en el agua.

Consumir Shanti Té a partir del mediodía en adelante. Infusión a base de hierbas ayurvédicas con propiedades altamente relajantes, digestivas y detoxificantes.

Colocar en un recipiente las siguientes proporciones:

SHANTI TE (100 gr)

- **Centella asiática** / *Hydrocotyle asiatica* (**70 gr**)
- *Bacopa monnieri* o en su defecto **Rosa romana** / *Rosa centifolia* (**5 gr**)
- **Manzanilla** / *Matriarca chamomilla* (**5 gr**)
- **Espino blanco** / *Crataegus monogyna* (**5 gr**)
- **Melisa** / *Melissa officinalis* (**5 gr**)
- **Pasiflora** / *Passiflora incarnata* (**5 gr**)
- **Azahar** / *Citrus aurantium* (**5 gr**)

Llevar el agua a ebullición durante 2 minutos y apagar el fuego. Dejar reposar un minuto y poner dos cucharaditas de la mezcla de hierbas por taza. Tapar y dejar reposar 9 minutos. Filtrar y servir.

Ingerir *masala*, condimento a base de cúrcuma, ajo, cebolla y jengibre fresco. La mezcla de estas tres raíces, junto con la cúrcuma, es una poderosa y efectiva fórmula anticancerígena, al mismo tiempo que desintoxica el organismo.

Trocear una cebolla, un par de dientes de ajo, un poco de jengibre y una pequeña cantidad de cúrcuma y dejar macerando toda la noche en aceite de oliva. Pasar ligeramente por la sartén con unas gotas de tamari y mezclar.

Incrementar la oxigenación de las células a través de la práctica de yoga y meditación. Los ejercicios diarios de meditación mediante el control de la respiración abdominal profunda contribuyen a que las células reciban más oxígeno, provocando la muerte de las células cancerígenas, pues no pueden operar en un ambiente oxigenado.

Incrementar el uso de ropa blanca hecha de fibras naturales como lino, algodón, cáñamo... El color blanco combina todos los colores y aumenta tu campo magnético, fortaleciendo tu aura, al mismo tiempo evita cargas energéticas innecesarias.

Utilizar calzado con suela de cuero, madera, o una combinación de ambas. De esa manera se descarga la energía estática acumulada. La ropa sintética atrae los campos energéticos nocivos para la salud.

Caminar descalzo por la arena y sobre la hierba. El simple hecho de caminar descalzos, produce una carga positiva de electrones que neutralizan los radicales libres causantes de numerosas patologías fortaleciendo así el sistema inmunitario.

Aplicar aceites vegetales ecológicos sobre el cuerpo. Antes de la ducha, sin emplear ningún tipo de presión a modo de caricia masajear muy suavemente todo el cuerpo con aceites vegetales de procedencia biodinámica o en su defecto ecológica. Permanecer con el aceite en el cuerpo aproximadamente entre 20 y 30 minutos, acto seguido ducharse.

La composición que detallo a continuación, está especialmente indicada para este caso en concreto. Se recomienda su uso sobre todo después de cada sesión de quimioterapia o radioterapia, de esta manera se ayuda a nutrir y desintoxicar la piel.

En un frasco de cristal de color oscuro colocar:

ACEITES VEGETALES DE CULTIVO BIODINÁMICO PRENSADOS EN FRÍO
*   **Almendra dulce** / *Prunus dulcis* (30 ml). Es muy importante que sea de buena calidad, los de gama baja suelen estar mezclados con otros aceites y el porcentaje de almendras es mínimo.
*   **Caléndula** / *Calendula officinalis* (15 ml).
*   **Rosa mosqueta** / *Rosa moschata* (15 ml).
ACEITES ESENCIAL DE CULTIVO BIODINÁMICO
*   **Árbol del té** / *Melaleuca alternifolia* (15 gotas) de aceite esencial de cultivo biodinámico.

El agua de la ducha debería estar entre templada y caliente, pero nunca demasiado caliente, y siempre que la tipología de la persona lo permita, acabar la ducha con agua fría. Método altamente eficaz para fortalecer el sistema nervioso e inmunitario. No obstante, dada la delicadeza de este punto, lo dejaré en manos del beneficiario, pues sé de todo corazón que se sufre bastante con las duchas de agua fría.

Nunca tomar duchas de agua fría durante el embarazo, menstruación, si se tiene fiebre, artritis reumática, o enfermedades cardiacas.

Meditaciones específicas para Giselle

A continuación, hallarás algunas de las meditaciones a realizar por mi clienta y dado que la presente obra no pretende ser un libro técnico especializado en yoga y meditación, te ruego, que si necesitas más información al respecto, no dudes en recurrir al amplio y maravilloso abanico de libros que podrás encontrar en el mercado.

Meditación terapéutica para el sistema inmunológico

El sistema inmunológico interactúa con el sistema nervioso central, las glándulas y las emociones. Por norma general, posees la fuerza necesaria para hacer frente a las situaciones cotidianas de la vida (fuerza moral, mental, emocional, física). No obstante, cada vez que experimentas rabia, fracaso, frustración, autocrítica, tu fuerza se bloquea debilitando tu sistema inmunológico. Esta meditación ayuda al sistema simpático y al hemisferio cerebral derecho a su ajuste, de manera que tu sistema inmunológico cobrará nuevo vigor y no se verá bloqueado por conflictos internos. A esta respiración se la llama respiración del sol.

TIEMPO: 3 minutos.

POSTURA: Sentada en postura fácil o en su defecto en una silla con la columna recta.

CONCENTRACIÓN: Los ojos permanecen cerrados, concentrándose en el punto del tercer ojo, un poco más arriba del entrecejo.

RESPIRACIÓN: Respiración de fuego. La respiración es abdominal, fuerte, dinámica, rítmica e ininterrumpida. Se le da la misma importancia a la inhalación que a la exhalación (como si de un fuelle se tratara), prestando atención al punto de ombligo, de manera que al inhalar el abdomen se redondea y al exhalar se retrae.

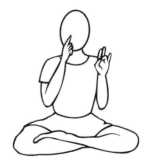

FIG.: 2. Postura fácil.
Mano izquierda en *Surya Mudra.*

(Esta respiración no debe practicarse si se está con la menstruación o en estado.)

MANTRA: Hay que limitarse a escuchar el sonido de la respiración. En caso de que la mente se disperse, puede utilizarse el mantra «*sa ta na ma*», de manera que con cada inspiración y espiración se repite mentalmente una de las sílabas.

Significado del mantra: «*Sa*» el Universo, la creación / «*Ta*» la vida / «*Na*» la muerte / «*Ma*» el renacimiento.

MUDRA: Mano izquierda al nivel de los hombros con el brazo doblado y el antebrazo perpendicular. La mano izquierda en *Surya Mudra* (la punta del dedo anular se toca con la punta del pulgar). Con en pulgar derecho tapa el orificio derecho y mantén los demás dedos extendidos a modo de antena.

Para finalizar la meditación, inhala ampliamente y retén el aliento en la medida que sea posible, al mismo tiempo que entrelazas los dedos y colocas las manos aproximadamente a unos 10 cm por debajo de tu garganta, frente a la glándula timo. Mantén y tensa todo el cuerpo haciéndolo estremecer, creando tensión en cada músculo, en cada fibra de tu ser y, cuando no puedas más, exhala y vuelve a realizar este ejercicio dos veces más.

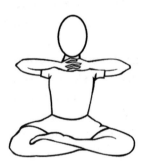

FIG.: 3. Postura fácil.
Candado de Venus *Mudra*.

Meditación terapéutica Gan Pattee

Esta meditación combina las propiedades purificantes del subconsciente «*sa ta na ma*» con las propiedades autocurativas de la meditación «*ra ma da sa, sa say so hung*». De manera que borra la negatividad pasada y presente.

TIEMPO: De 11 a 31 minutos (incrementar paulatinamente).

POSTURA: Sentada en postura fácil o en su defecto en una silla con la columna recta.

CONCENTRACIÓN: Los ojos permanecen entreabiertos una décima parte enfocados en la punta de la nariz.

RESPIRACIÓN: Amplia y profunda (abdominal) entre cada repetición.

MANTRA: Recitar el mantra «*sa ta na ma, ra ma da sa, sa say so hung*» a modo de una repetición entera por cada respiración. Cada repetición debería durar aproximadamente 12 segundos.

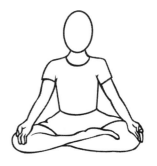

FIG.: 4. Postura fácil.
Manos en *Gyan Mudra.*

Vocalizar correctamente; escucharse la voz resulta de vital importancia.

Significado del mantra: «*Sa*» el Universo, la creación / «*Ta*» la vida / «*Na*» la muerte / «*Ma*» el renacimiento / «*Ra*» energía del Sol / «*Ma*» energía de la Luna / «*Da*» energía de la Tierra / «*Sa*» energía del Universo (se repite dos veces) / «*Say*» es la totalidad del infinito (se pronuncia sey) / «*So*» el sentido personal de tu unión con el Universo / «*Hung*» el infinito real y vibrante.

MUDRA: Las manos deben colocarse sobre las rodillas con las palmas mirando hacia arriba, de manera que los brazos queden rectos y estirados. Desde esta postura empezar a presionar con los pulgares cada una de las yemas de los dedos de ambas manos, de manera que cada sílaba pronunciada corresponda a una presión.

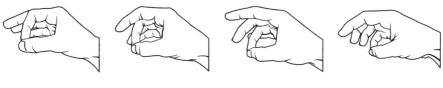

FIG.: 5.　　*Gyan Mudra*　　*Shuni Mudra*　　*Surya Mudra*　　*Buddhi Mudra*

Para finalizar inhala amplia y profundamente, cierra los ojos, estira los brazos por encima de la cabeza, y retén la respiración de 20 a 30 segundos al mismo tiempo que agitas tus brazos, de manera que se mueva todo tu cuerpo, luego exhala y repites el ejercicio dos veces más.

Abre de nuevo los ojos una décima parte y enfócalos en la punta de la nariz, quédate inmóvil, dejando que la respiración se haga por sí sola durante un minuto.

Meditación para tiempos difíciles

Esta meditación ayuda a equilibrar la distribución de los glóbulos blancos y rojos, que está íntimamente relacionada con el buen funcionamiento del sistema inmunológico del cuerpo.

Cuando conscientemente se reduce la frecuencia de respiraciones por minuto, se están aportando múltiples beneficios para la salud:

8 ciclos por minuto. Se producen procesos de sanación. Sensación de tranquilidad. Se libera estrés y aumenta el estado de presencia.

4 ciclos por minuto. Se producen cambios positivos en las funciones mentales. Intensa sensación de presencia. La glándula pineal y la pituitaria comienzan a coordinarse, produciendo un estado meditativo.

1 ciclo por minuto (inhalar en 20 segundos, sostener 20 segundos y exhalar en 20 segundos). Se desarrolla la intuición. Ambos hemisferios cerebrales cooperan de forma óptima. Se reduce la ansiedad, el miedo y las preocupaciones.

TIEMPO: 11 minutos.

POSTURA: Sentarse en postura fácil o en su defecto en una silla con la columna recta.

CONCENTRACIÓN: Los ojos pueden estar abiertos enfocando la punta de la nariz, o cerrados concentrándose en el punto del tercer ojo, un poco más arriba del entrecejo.

RESPIRACIÓN: Realizar una respiración lenta y profunda.

MANTRA: Repetir mentalmente un «*Sat*» tan largo como sea la inhalación y un «*Nam*» tan largo como sea la exhalación.

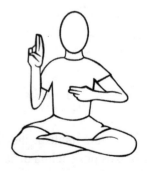

FIG.: 6. Postura fácil.
Índice y corazón estirados

MUDRA: El codo derecho está flexionado y relajado cerca del cuerpo, la mano derecha permanece levantada como si estuvieras tomando juramento. Los dedos medio e índice apuntan hacia el cielo, mientras que los demás están doblados debajo del pulgar. La mano izquierda permanece en el mismo *mudra* (postura) que la derecha, con los dedos índice y corazón estirados tocando el centro del pecho, de manera que el antebrazo izquierdo queda totalmente paralelo al suelo. Mantén los dedos tan firmes como te sea posible.

Para finalizar inspirar amplia y profundamente y exalar. Repetir un total de tres veces. Luego relájate.

Y Giselle se sanó

La operación de Giselle fue todo un éxito. Su tumor se extrajo limpiamente sin ninguna complicación. Los mismos médicos que daban por hecho que también había que extirpar los ganglios linfáticos afectados de su axila no podían explicar por qué las ramificaciones habían desaparecido sin dejar rastro.

Los principales desencadenantes de la recuperación «milagrosa» de Giselle fueron los cambios realizados en su estilo de vida. Tras su operación, mi clienta decidió no someterse a ningún tratamiento ni producto quimioterápico, haciendo caso omiso de los consejos médicos.

A día de hoy se encuentra felizmente casada y sigue siendo una maravillosa abogada.

A ti, Giselle, te bendigo: por existir, por ser valiente y aceptar las reglas del maravilloso juego que es la vida, sin dudar ni un solo momento.

Gracias.

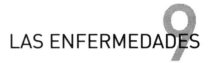

Fibromialgia

A veces el dolor es inevitable,
pero el sufrimiento es siempre opcional.

Buda

El erróneo concepto que se tiene con respecto a la fibromialgia en la actualidad es que se trata de una enfermedad debida a una inflamación muscular o a un defecto bioquímico. La verdad es que hoy en día la gran mayoría de los médicos aún siguen difundiendo a sus pacientes esta descabellada y falsa idea, pues nunca han existido pruebas concluyentes al respecto, y repito ¡NUNCA!, de que los nodos musculares sean los responsables de dicha patología.

Son muchos los investigadores de todo el mundo que han zanjado este tema, demostrando que las alteraciones existentes en las funciones musculares cuando se padece fibromialgia son muy sutiles. Verificando así que tanto la estructura como los componentes químicos de los músculos, ligamentos, tendones y articulaciones son completamente normales.

Ahora bien, quiero hacer hincapié en la gran contradicción que encierra la palabra «fibromialgia». Si partimos de la base de que deriva de «fibro», que hace referencia a la sensibilidad dolorosa que se experimenta donde los tejidos fibrosos (músculos, tendones y ligamentos) se unen al hueso y «mialgia», que alude a los dolores musculares, ¡nos están sugiriendo de nuevo que se trata de un trastorno muscular!, cuando en realidad está más que demostrado a través de las investigaciones que esto no es así.

Que quede claro de una vez por todas, ¡LA FIBROMIALGIA NO ES UNA ENFERMEDAD MUSCULAR!

Estoy hablando de una enfermedad en la que sus síntomas (dolor muscular crónico y generalizado, fatiga, trastornos del sueño, dolor de cabeza e intestino irritable) ya estaban bien referenciados durante el siglo XIX.

Los doctores Juan Canoso y Martínez-Lavin vislumbraron que la pintora Frida Khalo, a raíz de un grave accidente en el año 1925, padeció fibromialgia. Ella se plasmó a sí misma en su diario, sumida en el dolor, con once flechas señalando ciertas partes de su cuerpo que corresponden hoy día con los puntos de dolor característicos de la fibromialgia situados en la unión de los músculos con los huesos.

Es bien sabido que durante las últimas décadas esta patología se ha extendido descontroladamente afectando de manera radical a millones de personas en todo el mundo.

Presta atención a la definición oficial establecida por la Organización Mundial de la Salud en 1992 en la Declaración de Copenhague. La definen como una condición dolorosa, no articular, que envuelve los músculos, siendo la causa más común de dolor músculo-óseo crónico y generalizado. Paso a enunciar algunos de los «síntomas», término derivado del griego *symptoma*, que significa «cualquier cosa que le suceda a uno», ligados a esta condición:

- Entumecimiento muscular, depresión, ansiedad, insomnio.
- Dolor de cabeza, fatiga, malestar general, migrañas, cansancio.
- Dolor de cara, cuello, hombros.
- Dolor temporomandibular (mandíbula y cara).
- Diarrea, estreñimiento, mareos.
- Vejiga irritada, hormigueo en las extremidades, dolores de pecho.
- Falta de concentración, lapsos de memoria, pérdida del equilibrio.
- Hipersensibilidad (olores, humedad, etc…), cambios de humor.
- Frío y cambio de color en las extremidades.
- Dolores en la menstruación, etcétera.

Esta enfermedad no se puede diagnosticar a través de las pruebas realizadas en laboratorio como radiografías, analíticas de sangre y biopsias musculares, pues sus resultados siempre están dentro de la normalidad. No obstante, a través de los síntomas y signos derivados de un buen examen físico y un meticuloso historial, serán de gran importancia para establecer una buena base de su diagnóstico.

Voy a requerir tu atención, querido lector, pues la Fibromialgia, enfermedad reconocida por la Organización Mundial de la Salud en 1992 (ICD-10: código M79.0) y clasificada por la Asociación Internacional para el Estudio del Dolor (IASP) en 1994 con el código X33.X8a, es una enfermedad de causa desconocida. ¡Como el 67% de todas las enfermedades definidas hoy en día!

Según ellos, no son bien conocidas las causas, aunque se observa a menudo que hay varias situaciones que pueden favorecer su aparición y, cómo no, es una enfermedad con la que hay que convivir de por vida, es decir «crónica».

¡Mentiras, mentiras y más mentiras!

Otra enorme manipulación de la sociedad en la que vives. Son estadísticas y suposiciones impuestas por el arcaico régimen médico tradicional, que sigue postulando la división entre cuerpo y mente. Los médicos –aunque por suerte no todos– son expertos en enfermedades, sólo se ocupan de evaluar los síntomas de las afecciones en los pacientes. En cambio, personas como yo, preferimos ocuparnos de la salud.

La fibromialgia es una alteración que se produce en el sistema sensorial que afecta a los neurotransmisores de los músculos ocasionando dolores «crónicos» generalizados a través de todas las zonas musculares, tendinosas, articulares y viscerales del cuerpo.

Y ahora la pregunta del millón, ¿qué o quién es lo que la provoca?

Bien, es obvio que en las enfermedades «crónicas» influyen factores mutidimensionales, tanto internos como externos. Sin embargo, para empezar a rizar el rizo, te diré que la fibromialgia no es una enfermedad, sino más bien un estado mental que, entre otras cosas, se caracteriza por la «falta de energía». Hay que intentar entenderla y comprenderla a nivel energético. Dicho esto, revisemos cuanto antes los hábitos, patrones y conductas del perfil psicológico de todas las personas que el Universo ha enviado a mis manos con este tipo de dolencia. Por lo general, son personas extremadamente sensibles a todo lo que les rodea, hay un miedo enorme en todas y cada una de ellas, se castigan con pensamientos negativos autodestructivos, como la ira, el odio y sobre todo una fuerte sensación de culpabilidad relacionada con situaciones del pasado. Por supuesto, ninguna de ellas tiende a exteriorizar lo más mínimo sus sentimientos. Las fuerzas por mantener el control de todo su contexto las han abandonado, su energía vital está totalmente agotada, de ahí que sientan que no vale la pena avanzar, han perdido la confianza y la fe ante el proceso de la vida.

Hay un enorme VICTIMISMO alrededor de sus vidas, se quejan una y otra vez, siempre encuentran excusas y dificultades ante todo tipo de soluciones, proyectos, ambiciones y sueños, les asaltan las dudas y la negatividad, hay una clara tendencia a contestar con un «ya pero…», «sí pero…,» «es que…», «claro como tú…». No se dan cuenta de que se envenenan a ellas mismas una y otra vez.

Otra de las características de este grupo de personas, es que sienten los problemas de los demás en primera persona, no saben decir que no, todo les afecta dada la alteración de su sistema nervioso, otro motivo más para seguir quejándose. En resumidas cuentas, su «patología» no es nada más que energía mal canalizada, una manera de llamar a gritos la atención, de reclamar el amor que sienten no haber recibido.

Quizás mis palabras resulten un poco duras y puedan herir tus sentimientos o, mejor dicho, tus convicciones. Lo único que pretendo demostrar es que sí se puede catalogar este estado mental. Sus causas son bien conocidas y de fácil solución. Simplemente hay que abordarla de manera totalmente diferente a tal y como se entiende hoy día.

Por eso mismo, te voy a explicar cómo traté un caso en concreto.

Fibromialgia

Si no pudiesen contar sus enfermedades,
hay muchos que no estarían enfermos.

Santiago Rusiñol

Claudia, una mujer de mediana edad, empezó a experimentar por primera vez síntomas de dolor muscular y fatiga a la temprana edad de 22 años. Siempre me acordaré de que, en aquella primera consulta, sus muletas la acompañaban.

El dolor y la rigidez de su cuerpo, junto con su exceso de peso, limitaban en gran medida su vida, de manera que, a los pocos minutos de estar en una misma postura, le invadían los dolores generándole un terrible malestar.

Hazte una pequeña idea de lo que ello significa, la situación para Claudia era realmente desesperante, el simple hecho de sentarse en una silla, ir en coche o dormir, le suponía un auténtico calvario. Había visitado médicos alópatas, psiquiatras, psicólogos, nutricionistas, realizado técnicas de visualización, gimnasia pasiva... Según ella, lo había probado todo y nada, absolutamente nada, le había funcionado. La mente y el cuerpo de mi cliente estaban realmente intoxicados a causa de la exhaustiva ingesta de todo tipo de remedios químicos que pretendían paliar sus dolores, y en verdad, lo único que habían conseguido era agravar su salud dando lugar a otras patologías como eran el estreñimiento, la retención de líquidos, problemas de piel o mala circulación.

Tal era su estado, que el simple gesto de atarse los cordones de los zapatos representaba un gran esfuerzo haciendo que le saltasen las lágrimas de dolor, rabia y frustración por verse incapacitada ante esta y otras muchas situaciones a las que se enfrentaba a diario. Y eso, cómo no, repercutía en todos los aspectos de su vida íntima y personal. Ella misma me explicaba cómo transcurrieron varios años, lentos y tortuosos, hasta que finalmente un doctor especializado en neurología y traumatología le diagnosticó muy acertadamente la hoy conocida y extendida «patología» de la fibromialgia.

Durante la primera visita, que duró aproximadamente unas tres horas, dejé que Claudia me explicase con todo tipo de detalles todo cuanto le estaba sucediendo y lo que acontecía a su alrededor. De repente, la miré a los ojos, realicé una profunda inspiración y formulé mi apreciación sin vacilar de manera directa y contundente. Cada vez que de mis labios salía una palabra, éstas simulaban una fuerte descarga eléctrica sobre la expresión de mi clienta, desembocando en un llanto de angustia, culpabilidad, rabia e impotencia.

En el capítulo que he dedicado a la fibromialgia páginas atrás, ya detallé el perfil psicológico de las personas que la padecen, al igual que sus patrones y conductas, por lo que no entraremos en más detalles. Todo lo hice con una única finalidad: hacerle ver y entender que el único «problema» que había en la sala era ELLA.

Una vez expuesto mi plan y aceptado por Claudia, nos pusimos en marcha. Teníamos que abordar su dolencia de manera contundente, por lo que necesitaría una total entrega por su parte. Esto fue lo que sucedió.

Sanergía®

Ese mismo día le pedí por favor que se tumbara en la camilla para poder empezar con el proceso y darle la primera de las cuatro sesiones de Sanergía® para sintonizar su cuerpo físico con su campo áurico y, así, poder eliminar el antiguo esquema de enfermedades y desajustes electromagnéticos.

Sesión 1 y 2. Sintonización de su cuerpo físico con su cuerpo áurico. Una vez tumbada en la camilla, mis ojos en cuestión de un par de minutos contemplaban atónitos el movimiento continuo en forma de ocho de la cabeza de Claudia. Acto seguido sus dos pies se estiraban y encogían coordinados con una precisión milimétrica. ¡Estaban bailando! Recuerda que estamos hablando de una persona con fuertes dolores por todo el cuerpo. Su pierna derecha se estiró hacia fuera de la camilla y luego regresó a su posición natural. Los dedos de las manos, en especial sus pulgares, realizaban unos movimientos repetitivos, con una coordinación realmente asombrosa. Mientras, yo permanecía inmóvil en el sitio, contemplando aquel maravilloso espectáculo que escapaba a toda lógica humana, procurando en todo momento que mis manos no interfirieran con su cuerpo, ya que el más mínimo roce podía haber cortado el flujo de intercambio energético que se estaba produciendo entre el Universo, Claudia y yo.

A lo largo de toda la sesión, su respiración fue agitada y, de vez en cuando, parecía calmarse. Pasados aproximadamente unos 20 minutos, decidí finalizar el ir y venir de sus extremidades, pronunciando su nombre al mismo tiempo que colocaba mi mano derecha sobre su hombro. Al poco rato se incorporó por sí sola, sin necesidad de ningún apoyo, detalle al que, en principio, no le dio demasiada importancia. Me explicó que en todo momento fue muy consciente de lo sucedido. No lo entendía; ella era incapaz de realizar toda esa serie de movimientos sin explotar en dolor y sufrimiento. Sintió como si una vibración hubiese atravesado todo su cuerpo y que esa misma energía o vibración había cargado energéticamente cada célula, cada fibra de su ser, proporcionándole un gran alivio en sus dolores.

Por primera vez en mucho tiempo, su incesante diálogo interno había cesado: la paz, la tranquilidad y la quietud mental formaban parte de ella. Aseguraba que, de no haber estado la camilla, habría levitado. Intentaba describir con lágrimas en los ojos la sensación que había tenido: ella sentía que no estaba en su cuerpo. Es más, se vio a sí misma y todo lo que había sucedido desde fuera del cuerpo, como si de un espectador se tratara.

Sus palabras fueron de eterno agradecimiento.

Me despedí de ella citándola para el día siguiente, y así continuar con todo lo acordado anteriormente para proseguir con su segunda sesión de Sanergía®. Ese mismo día empecé a elaborar un plan nutricional Meta Biológico, que ayudaría a la correcta eliminación de toxinas y el buen funcionamiento de su cuerpo, mente y espíritu.

Cuando vino a verme al día siguiente, su cara estaba mucho más radiante, había luz en su mirada, caminaba con ayuda de sus muletas, aunque de manera distinta, parecía ir mucho más ligera. Después de un nuevo intercambio de información, se tumbó en la camilla, y mis manos, pasados unos segundos, entraron en ebullición, eran auténticas antenas captando el fluir de la energía por todo su cuerpo, de nuevo mis ojos empezaron a ver un espectáculo sorprendente... Movimientos por parte de los pies al unísono describiendo una auténtica y bella coreografía, acompañados por el constante vaivén de su cabeza. Al igual que en el día anterior, su respiración era muy poderosa y, a su vez, según en qué momentos, calmada.

A efectos visuales, podríamos decir que fue exactamente igual que la primera visita. Una vez finalizada la sesión, Claudia me comentó que sintió una gran descarga energética en su cabeza, especialmente en su parte frontal, hecho que le hizo sentir un fuerte temor mientras le duró la sensación. La sorpresa estaba por llegar, en cuanto se incorporó de la camilla, se dio cuenta de que prácticamente sus dolores habían desaparecido, se sentía ligera, VIVA, estaba entusiasmada y sin quererlo ni pensárselo demasiado, estaba caminando por la sala sin ayuda de sus muletas. ¡No se lo podía creer! Inmediatamente se puso a llorar... ¡Podía agacharse, ponerse en cuclillas e incluso hacer un movimiento de apertura de rotación con su pierna!, algo que antes le resultaba totalmente imposible.

Aquéllos fueron unos de los instantes más maravillosos en la vida de Claudia. Se abalanzó sobre mi abrazándome con fuerza. Obviamente también eran momentos muy emotivos para mí, «alguien» o «algo» junto con mi intención le había dado la oportunidad de volver a empezar, de volver a nacer y dejar atrás todo su historial. Cuando hago referencia a «alguien» o «algo», me refiero a DIOS, ENERGÍA, AMOR, UNIVERSO..., llámale como quieras, da lo mismo.

Creo, querido lector, que sobran las palabras si digo que el viernes, cuando Claudia vino a verme, caminaba con total normalidad. ¡Después de 11 años, caminaba sin muletas! Impresionante; algo digno de ver.

Sesión 3 y 4. Eliminar el antiguo esquema de enfermedades y desequilibrios electromagnéticos.

La tercera sesión fue totalmente diferente de las dos anteriores. Durante los primeros minutos volvió a realizar el mismo ritual de las dos primeras sesiones, una danza cósmica ejecutada milimétricamente a la perfección y, de repente, su cuerpo permaneció totalmente inerte, inmóvil, no daba ningún tipo de señal de que estuviera sintiendo nada. Su respiración se hizo cada vez más y más lenta, más pausada. Por mi parte, sentía una potente vibración tanto en las manos como en los brazos, estaba completamente seguro de que Claudia a su manera experimentaba muy diversas sensaciones, dado el intenso e incesante hormigueo que yo estaba sintiendo.

Efectivamente, al concluir la sesión, ella comentó que sus sensaciones corporales habían sido mucho más penetrantes. Aseguraba que tanto su negatividad como su constante pesimismo ya no estaban, no quedaba rastro alguno de ellos. La tranquilidad, la paz, la ligereza y la quietud mental dominaban en todo su ser. Se mostraba muy alegre, optimista, feliz y sonriente.

A la mañana siguiente recibió con absoluta «normalidad» la última de las cuatro sesiones de Sanergía®, si es que podemos emplear la expresión «normalidad» a lo acontecido con anterioridad. Claudia seguía feliz, radiante y agradecida, por lo que no entraré en detalles. Ella sabía perfectamente que aunque se encontraba muy bien después de haber realizado las sesiones, no podía aflojar. Yo ya se lo había remarcado en todas y cada una de sus visitas: su compromiso era imprescindible, esto era un plan de vida para mejorar su salud, su bienestar y no volver a caer nunca más en sus antiguos patrones y comportamientos mentales.

La responsabilidad por parte de los clientes es fundamental, ya que son muchas las personas que se creen que por pagar se solucionan las cosas, y eso, queridos míos, no es así. Siempre la ayuda externa es de gran utilidad, pero sin la fuerza de voluntad y el compromiso, es cuestión de tiempo volver a caer y tropezar de nuevo con la misma piedra.

Ahora, ya podíamos pasar a las siguientes fases: La Conexión, la Nutrición Meta Biológica junto con su práctica diaria de Kundalini Yoga y Meditación.

La Conexión®

Al lunes siguiente, Claudia vino a verme de nuevo para seguir con el proceso y recibir la primera de las dos sesiones consecutivas de La Conexión. El fin de semana había transcurrido sin ningún tipo de dolor para mi clienta, a excepción de unas pequeñas molestias en la zona de las ingles. Estaba eufórica y radiante, no le había dado importancia a sus insignificantes dolores, su mentalidad era muy optimista. Todo lo contrario que en su primera visita. Pasados unos minutos, le pedí como siempre que se tumbara en la camilla y que se dispusiese a relajarse.

Al poco tiempo de colocar mis manos a cierta distancia de su cuerpo y empezar con mi trabajo, entró en un estado de relajación muy profunda. Pude intuir que estaba a punto de acontecer un auténtico espectáculo, algo asombroso estaba por suceder y yo había sido el elegido para presenciarlo.

Mis ojos veían maravillados todo tipo de torsiones, estiramientos y un sinfín de movimientos, todos ellos realizados con una lentitud y una tranquilidad que ponían los pelos de punta. Lo que estaba contemplando tenía una dificultad tan elevada que hasta me atrevería a decir que una gran parte de la actividad realizada por mi clienta era totalmente imposible de llevar a cabo por cualquier profesor de yoga del mundo, por muy bueno que fuera, y si a este pequeño detalle le sumamos que cinco días antes mi clienta prácticamente no se podía ni agachar, ya tienes lo que muchas personas catalogarían como «algo totalmente imposible».

Sus brazos se retorcían subiendo y bajando al mismo tiempo, sus dedos estaban tensos como el acero, sus piernas se abrían y cerraban, una danza majestuosa a la que mis ojos no daban crédito. Finalmente se detuvo, y con un lento y preciso movimiento de flexión de la columna, se quedó formando un arco, sólo estaba apoyada por su coronilla y sus isquiones. Parecía ir en contra de todo tipo de lógica y explicación. Sus brazos estaban totalmente estirados hacia atrás de su cabeza, totalmente firmes y perfectamente alineados, su respiración era prácticamente inapreciable, muy pausada, relajada, estaba respirando como máximo una vez por minuto. Sus piernas estaban flexionadas apuntando con sus rodillas hacia el cielo; sus gemelos y sus pies estaban totalmente relajados… ¡Increíble!

A la vez que yo seguía deleitándome ante la perfecta y asombrosa figura que formaba el cuerpo de Claudia, continuaba realizando mi trabajo con la certeza de que no estábamos solos en la sala. Llegado el momento, retrocedí unos pasos y pronuncié su nombre en voz alta sin obtener respuesta. Ella continuaba inmóvil por completo con su cuerpo totalmente doblegado. De nuevo dije su nombre y esta vez, muy pausadamente, empezó a recoger sus brazos al mismo tiempo que su columna se acercaba hacia la camilla y sus piernas se iban estirando. Fue tal la coordinación en la ejecución y el regreso a la postura inicial, que todas las partes de su cuerpo acabaron al mismo tiempo.

Me gustaría recordarte que tras desistir de todos sus anteriores tratamientos, Claudia llevaba más de 27 años sin practicar ningún tipo de ejercicio. ¿Cómo explicar lo ocurrido? ¿Sabes tú cual es la respuesta? ¿No? Yo tampoco.

Al día siguiente, en su segunda sesión de La Conexión, tuvo lugar de nuevo todo un repertorio de contorsiones dignas de un «super atleta no humano». Para no alargarme demasiado, querido lector, te diré que Claudia tanto en la primera sesión de su Conexión como en la segunda no fue consciente para nada de todo lo que su cuerpo había realizado. Su única sensación era de abatimiento y cansancio, algo totalmente normal después de haber desbloqueado energéticamente cada parte de su cuerpo.

El proceso ya estaba en marcha, en un primer nivel su campo electromagnético había sido conectado, de manera que sus patrones genéticos y sus bloqueos energéticos habían abandonado su persona. Claudia era consciente de que algo muy poderoso se había manifestado dentro de ella, pero claro está, no sabía cómo definirlo o expresarlo, y es que los seres humanos insistimos en tratar de explicar con palabras los sucesos que van más allá de nuestro entendimiento, como es el caso y el de otros muchos que observo atónito en mi consulta.

A partir de este momento comenzó el despertar de una nueva vida para Claudia, y cuando digo «nueva vida» me refiero a volver a aprender o, mejor dicho, a desaprender todo lo antes conocido por ella dentro de sus hábitos y patrones de conducta.

En cuanto a mi labor, introduje en su vida una serie de cambios en su diario vivir, transformando en 180° a la mujer del pasado. Ahora ya no había cabida para el rol de víctima dentro su comportamiento. En aquel instante Claudia tomó la responsabilidad de ser ella misma con todo lo que ello conlleva, abandonando el personaje quejumbroso que había creado de sí misma, para renacer segura, plena, dichosa y feliz.

Por supuesto, sus dolores se desvanecieron por completo.

Aquí expongo parte del plan creado para mi cliente, formado por el cuadro nutricional Meta Biológico, Kundalini Yoga, Masaje y Meditación.

Nutrición Meta Biológica

En este caso en concreto, había que reestructurar y corregir tanto los hábitos como los patrones alimenticios de mi clienta, dada la alta ingesta de alimentos dulces, de carbohidratos y carnes que consumía a diario.

Tenía que elaborar un plan nutricional Meta Biológico que la ayudara a bajar de peso (30 kg aproximadamente) y que, a su vez, tuviera un beneficioso impacto en su salud, en relación tanto a sus huesos, músculos y articulaciones, como a la a desintoxicación de sus órganos internos, en especial hígado y riñones, por ser éstos grandes filtradores de la sangre y de nuestras emociones.

Centrándome en la eliminación de las toxinas de su organismo producidas tanto por su desajuste alimenticio, como por el exceso de medicación y, cómo no, por sus pensamientos, conseguiría normalizar el buen funcionamiento de su cuerpo erradicando los múltiples problemas que se habían manifestado. Éste es un plan nutricional Meta Biológico diseñado especialmente para cubrir unas necesidades concretas de mi clienta y así poder facilitar la armonía de los posibles desajustes existentes.

Primero, quiero detallarte la lista de todo lo que Claudia tuvo que suprimir en su alimentación.

Eliminar radicalmente

Eliminar por completo cualquier tipo de endulzante natural nutritivo como el azúcar moreno, azúcar integral, almidón, melaza, jalea real, néctar de agave, miel, sirope, fructosa, FOS, D-manosa, lactosa, levulosa, dextrosa, maltodextrina, maltosa, manitol, xilitol, eritrol (ZSweet®).

En su defecto se puede consumir con moderación stevia y miel cruda en muy pequeñas cantidades, máximo dos veces por semana.

Eliminar por completo cualquier tipo de endulzante artificial como el azúcar refinado blanco, edulcorantes como la sacarina, sucralosa, aspartamo (Nutrasweet, Equal, Spoonful...), ciclamato, lactitol, isolmat, alitamo, sorbitol, acesulfamo K (Sunette), neohesperidina, maltitol, splenda, monelina, curculina, taumatina... Irritan los músculos, aceleran el proceso de envejecimiento y estresan el sistema de inmunización.

Eliminar la sal procesada. Irrita los músculos y estresa el sistema inmunológico.

Suprimir todo tipo de harinas refinadas. Son ricas en fósforo, azufre y cloro. Irritan los músculos y son estresantes para el sistema inmunológico.

Eliminar todos los productos lácteos, en especial los de la vaca.

Eliminar a excepción del té Lung Ching, té blanco y ginseng, todo tipo de excitantes como el café, té rojo, el té negro, todo tipo de repostería, productos industriales, agua del grifo, bebidas alcohólicas, bebidas azucaradas, bebidas con gas y excitantes, zumos en tetrabrik, salsas de condimento, vinagre, conservas enlatadas, patatas, platos precocinados... Suprimir la ingesta de carnes, aves, embutidos y mariscos. Son ricos en purinas que, al metabolizarse, producen ácido úrico.

Suprimir la ingesta de determinadas verduras, legumbres y hortalizas como los champiñones, espárragos, tomates, espinacas, acelgas, remolacha, coliflor, lentejas, habas, guisantes secos, patata, berenjena y pimientos. Contienen solanina, una toxina que actúa sobre las enzimas formadoras de los músculos aumentando la inflamación y causando dolor.

No utilizar el microondas.

Suprimir las frituras y barbacoas.

No congelar el agua en botellas de plástico.

No utilizar utensilios de aluminio, teflón.

Mantenerse alejado de las radiaciones electromagnéticas derivadas del uso de la telefonía móvil, ordenadores, microondas, redes inalámbricas...

Evitar en la medida de lo posible los productos de limpieza, detergentes líquidos, desinfectantes, limpiadores de WC..., detallados con anterioridad en el capítulo del caso real de cáncer.

Alimentos favorables e imprescindibles para la desintoxicación, pérdida de peso y recuperación de la salud

Anteriormente ya mencioné la envergadura del consumo de alimentos biodinámicos, ya que cuando un organismo se ve afectado por alguna patología severa, es muy importante que no se le añadan sustancias químicas que de una manera u otra se puedan evitar. Voy a volver a remarcar la magnitud de observarse a uno mismo y estar atento a las señales que el cuerpo nos envía en todo momento, especialmente cuando se trata de corregir la ingesta, hábitos y patrones alimenticios. Por último, recordar que cuanto más simples sean los alimentos y la manera en que se preparan, mejor funcionará el organismo.

Llegados a este punto, quisiera realizar un pequeño pero importante recordatorio para refrescarte la memoria, y es que en el capítulo anterior se detallan algunas pautas de cómo tomar contacto con los alimentos. Para una información mucho más ampliada puedes consultar el libro *La Nutrición Meta Biológica*.

Una vez realizado este inciso, continuemos. El siguiente paso consiste en repetir algunas declaraciones específicas. Claudia, mi cliente, hizo las siguientes:

Energía creadora, declaro mi agradecimiento por todos y cada uno de los alimentos y bebidas que me proporcionas, ya que ellos han dado su vida para que yo me nutra. Bendigo lo que como, lo que bebo, y me bendigo a mí misma por sanarme, nutrirme y adelgazarme, proporcionándome salud y bienestar.

Gracias Inteligencia Infinita por ser quien soy: [repetirlo mentalmente una sola vez y acto seguido repetir tres veces en silencio] Declaro que Yo soy sana, Yo soy feliz, Yo soy un ser espiritual.

Siguiendo con el sistema creado para Claudia, he aquí la lista de alimentos que elaboré para ella:

Lista de alimentos favorables para Claudia

*   **ACEITES** y **GRASAS** (*Prensados en frío y de cultivo biodinámico. Todos ellos sin abusar, siempre en pequeñas cantidades*).
    Aceite de oliva, aceite de almendra, aceite de sésamo, aceite de linaza.

- **LÁCTEOS y LÁCTEOS VEGETALES** (*Sin abusar y de procedencia biodinámica*).
  Kéfir de cabra casero (*con moderación*), leche de arroz (*no abusar si existen problemas de estreñimiento*), leche de almendra (*no abusar si existen problemas de estreñimiento*), leche de soja (*no abusar*), leche de quinoa.

- **SEMILLAS y FRUTOS SECOS** (*De origen biodinámico. Sin abusar y siempre en pequeñas cantidades*).
  Almendras al natural, semillas de calabaza al natural, de girasol tostadas, de sésamo tostadas, castañas al natural y tostadas al horno (*sin abusar y en pequeñas cantidades*), semillas de lino molidas.

- **LEGUMBRES** (* *Si existe meteorismo reducir su ingesta. Todas ellas de cultivo biodinámico y sin sus respectivas pieles para facilitar el proceso digestivo*).
  *Alubias riñón, *judías blancas, *judías rojas, lentejas amarillas «*moong dal*» y sus respectivos germinados.

- **HUEVOS** (*Totalmente prohibida su ingesta*).

- **CEREALES** (*No abusar, siempre en pequeñas cantidades y biodinámicos*).
  Arroz Basmati, arroz integral, mijo, espelta, soja (*no abusar*).
  Trigo sarraceno, amaranto y quinoa (*a pesar de no ser verdaderos cereales, se incluyen en esta familia, por la similitud en su composición*).

- **PAN y HARINAS** (*Reducir al máximo su ingesta, como mucho una rebanada pequeña diaria y siempre tostado para facilitar su asimilación y digestión*).
  Pan esenio de harina integral de espelta.

- **VEGETALES** (* *Si existe meteorismo reducir su ingesta. Es muy aconsejable escaldar cualquier tipo de vegetal si se tienen trastornos relacionados con el aparato digestivo. Todos ellos de procedencia biodinámica*).

*Ajo, apio, bambú, *brócoli, brote de alfalfa, berro, canónigo, calabacín, *cebollino, *cebolla, *colinabo, *col, *col de Bruselas, *col rizada, *col china, cilantro, escarola (*no abusar*), endibia (*no abusar*), hinojo, *lombarda, ortiga, *nabo (*no abusar siempre en pequeñas cantidades*), *puerro, perejil, zanahoria (*no abusar, siempre en pequeñas cantidades*), setas (*no abusar, siempre en pequeñas cantidades*), calabaza (*no abusar, siempre en pequeñas cantidades*) y sus respectivos germinados.

- **PROTEÍNA ANIMAL** (*Reducir su ingesta máximo a tres veces por semana*).
  Atún, anguila, bacalao fresco y en salazón, caballa, lucio, merluza, mero, pescadilla, pez espada, palometa, jurel, salmón fresco, salmonete, sardina. Personalmente, recomiendo la ingesta de peces que no procedan de piscifactorías y a poder ser los de menor tamaño, pues son los menos contaminados.

- **PROTEÍNA VEGETAL** (*De origen biodinámico*).
  Tempeh, seitán de espelta, alga nori, hamburguesas vegetales (*exentas de trigo, cebada, avena y maíz*).

- **FRUTAS** (* *Si existe meteorismo reducir su ingesta*).
  Albaricoque, arándano, dátiles (*no abusar*), pera, ciruela (*no abusar, siempre en pequeñas cantidades*), cereza (*no abusar, siempre en pequeñas cantidades*), frambuesa, fresa, grosella, guayaba (*no abusar*), higo fresco (*no abusar*), *manzana cruda, asada o escaldada (no abusar), granada roja (*no abusar*), melocotón, mora, nectarina, *sandía (*no abusar*), zarzamora, mango (*no abusar*), limón (*muy recomendable*), pomelo (*muy recomendable*), piña dulce (*muy recomendable*), papaya (*muy recomendable*).

- **ZUMOS NATURALES** y **LÍQUIDOS**
  Agua purificada, agua vivificada, agua filtrada, agua embotellada, agua destilada (*todas ellas con o sin limón y consumir preferiblemente caliente, nunca frías*), zumo de cereza natural (*no abusar, siempre en pequeñas*

cantidades), de ciruela (*no abusar, siempre en pequeñas cantidades*), de manzana (*no abusar, siempre en pequeñas cantidades*) y zumo de piña.

- **INFUSIONES** (*Procedentes de la agricultura biodinámica*).
  De alfalfa, infusión de col, abedul blanco, centella asiática (*muy recomendable*), aloe (*muy recomendable*), corteza de roble blanco, candelaria, diente de león, echinacea, escaramujo de rosa, espino albar, hoja de fresa, ginseng (*muy recomendable*), té Lung Ching (*muy recomendable*), té verde perlas de jazmín (*muy recomendable*), té blanco (muy recomendable), jengibre (*muy recomendable*), menta, manzanilla (muy recomendable), tilo, lúpulo, hipérico, palo dulce, regaliz, milenrama, valeriana (*muy recomendable*), verbena, salvia, saúco, sena, tomillo, zarzaparrilla (*muy recomendable*).

- **ESPECIAS** (** En caso de meteorismo reducir su ingesta, sin abusar y en pequeñas cantidades*).
  Alcaravea, *ajo, *algarroba, algas negras, agar-agar, alga espirulina, alga chlorella, alga klamath, alga dulse, alga kelp, albahaca, anís, azafrán, alcaparras, bergamota, borraja, cardamomo, canela (*muy recomendable*), cúrcuma (*muy recomendable*), clavo, comino, cilantro, hinojo, estragón, eneldo, hoja de laurel, menta fresca, miel cruda (máximo dos veces por semana), miso, rábano picante, pimienta negra de Jamaica recién molida (*muy recomendable*), jengibre fresco (*muy recomendable*), romero (*muy recomendable*), salvia, tomillo (*muy recomendable*), orégano (*muy recomendable*), vainilla.

Compatibilidad alimentaria

DESAYUNO (Entre las 7 y las 9 h).

- Té verde perlas de jazmín (*calidad extra superior*) + pan germinado integral tostado de espelta (*untado con mantequilla de semillas de calabaza y un poco de aceite de sésamo*).

- Infusión de ginseng + kéfir de cabra casero (*endulzar ligeramente con stevia, espolvorear con ralladura de vainilla en vaina, canela en rama recién molida y añadir un par de clavos enteros*).

- Té Lung Ching + arándanos con el zumo de dos pomelos.

- Té verde perlas de jazmín (*calidad extra superior*) + batido de papayas y alga chlorella.

- Infusión de ginseng + macedonia de fresas, grosellas y manzanas.

- Infusión de ginseng con menta fresca + pan esenio integral tostado de espelta (*untado con paté de zanahoria y almendra, con un poco de aceite de sésamo*).

- Té blanco + macedonia de papaya, zarzamoras y fresas.

- Batido de apio, manzanas, limón, jengibre fresco y alga chlorella.

- Té verde perlas de jazmín (*calidad extra superior*) + crema de arroz con alga dulse, almendras tostadas y menta fresca (*el alga dulse remojada, espolvorear con una pizca de ralladura de vainilla en vaina y canela en rama recién molida*).

Si a media mañana se tiene hambre, se seguirán las mismas pautas y recomendaciones tanto para el agua, como para los jugos de hojas verdes descritas anteriormente en el caso real de cáncer, con la única diferencia de que los alimentos serán los permitidos en caso de fibromialgia.

COMIDA (Entre las 12.30 y las 13.30 h).

- Ensalada tibia de endibias con bambú, puerros, rábanos picantes (*aliñada con aceite de oliva, sal marina especiada y alga nori tostada molida*).

Bacalao fresco con ajo y cebolla, acompañado de brócoli y arroz integral (*la verdura al vapor, el pescado al horno junto con el ajo y la cebolla, aliñar con aceite de oliva y una pizca de pimienta negra de Jamaica recién molida*).
Infusión de zarzaparrilla.

- Ensalada de canónigos y berros con germinados de alfalfa y rabanitos picantes (*aliñada con aceite de oliva, sal marina especiada, un diente de ajo machacado y una cucharadita de semillas molidas de linaza*).
Tempeh con alcachofas cocidas (*saltear ligeramente el tempeh, cocer las alcachofas de 3-5 minutos, y condimentar con un poco de aceite de oliva y pimienta negra de Jamaica recién molida*).
Infusión aloe.

- Sopa depurativa de verduras, shitake, alga kombu, jengibre fresco y cúrcuma (*condimentar con unas gotas de tamari*).
Salmón fresco a la plancha con judías blancas (*aliñar con un poco de aceite de oliva y pimienta negra de Jamaica recién molida*).
Infusión diente de león.

- Crema de calabaza y jengibre fresco (*aliñada con un chorrito de aceite de oliva y una pizca de pimienta negra de Jamaica recién molida*).
Sardinas a la plancha con quinoa (*condimentar las sardinas con aceite, dos dientes de ajo machacados y abundante perejil*).
Té blanco.

- Sushis de alga nori, arroz basmati, calabaza y almendras molidas.
Sushis de alga nori, arroz basmati, cebollinos, zanahoria y bambú.
Sushis de alga nori, arroz basmati y alcahofas (*las alcachofas cocidas de 3-4 minutos y todo ello acompañado con láminas de jengibre fresco encurtido y tamari*).
Té blanco.

- Ensalada de canónigos, berros y alcaparras con alga dulse (*aliñar con un poco de aceite de oliva y alga dulse remojada*).
  Seitán de espelta a la plancha con coles de bruselas al vapor (*aliñar con un chorrito de aceite de sésamo*).
  Infusión de ginseng.

- Ensalada de escarola con germinados de trébol, de rabanitos picantes y de cilantro (*aliñada con aceite de almendras, sal de apio y alga nori tostada molida*).
  Hamburguesas vegetales a la plancha (*exentas de trigo, cebada, avena y maíz*) con verduras al vapor (*brócoli, calabacines y puerros aliñados con aceite de oliva, una pizca de sal marina especiada y pimienta negra de Jamaica recién molida*).
  Infusión de aloe.

- Endibias con semillas de girasol tostadas (*aliñadas con aceite de sésamo, sal marina especiada y alga nori tostada molida*).
  Arroz basmati con calabaza y alga nori tostada (*aliñar con un chorrito de aceite de oliva, una pizca de sal marina especiada, pimienta negra de Jamaica recién molida y alga nori cortada a pequeñas tiras muy finas*).
  Infusión de menta fresca.

- Verduras al vapor (*col rizada, puerro, bambú, cebolla, zanahoria y calabacín, aliñadas con aceite de oliva, sal marina especiada y un diente de ajo machacado*).
  Merluza a la plancha con ajos tiernos y judías rojas (*aliñada con un poco de aceite de oliva, una pizca de sal de apio y pimienta negra de Jamaica recién molida*).
  Infusión de menta fresca.

En caso de tener hambre, a media tarde se puede volver a ingerir una bebida de hojas verdes acompañada de alga chlorella.

CENA (Entre las 19 y las 20 h).

• Manzanas escaldadas con agar-agar (*sin piel, junto con canela en rama y una vaina de vainilla*).
Infusión de hojas de fresa.

• Sopa de cebolla, bambú, coles de bruselas y alga dulse.
Infusión de centella asiática.

• Croquetas de calabacín, puerros y alga nori tostada con brotes de alfalfa (*el rebozado de las croquetas de harina integral de espelta*).
Infusión de lúpulo.

• Crêpe de harina integral de espelta con puerros, bambú, col china y rabanitos picantes germinados (*cocer de 3-4 minutos los puerros, el bambú y la col china y después aliñar todos los ingredientes con un poco de aceite de oliva, un diente de ajo machacado, alga nori tostada molida y unas gotas de tamari*).
Infusión de centella asiática.

• Hamburguesa vegetal (*exenta de trigo, cebada, avena y maíz*), acompañada de alcachofas al horno (*ligeramente condimentadas con aceite de oliva y unas gotas de tamari*).
Infusión de escaramujo.

• Tempeh con cebollitas, calabacín y zanahoria (*la zanahoria de tamaño pequeño, todo ello al horno ligeramente condimentado con aceite de oliva y tamari*).
Infusión de hojas de fresa.

• Endibias (*ligeramente condimentadas con aceite de oliva y unas gotas de tamari*).
Hamburguesa vegetal a la plancha (*rociar con un poco de aceite de oliva*).
Infusión de lúpulo.

- Crema de hinojo y calabacín.
  Infusión de centella asiática.

- Crema de verduras, alga dulse, setas y cebollitas (saltear *el alga dulse, las setas junto con las cebollitas durante 2-3 minutos, mezclar luego con la crema y aliñar con un poco de aceite de sésamo*).
  Infusión de aloe.

Suplementos a tener en cuenta

En esta ocasión también es preciso recurrir a los suplementos alimenticios dado que existe una carencia inicial. Siempre hay que tomarlos bajo supervisión especializada.

Incrementar la alimentación con ácidos grasos omega 3. Aceite de krill, aceite de lino o cápsulas de omega 3 destiladas molecularmente, siempre y cuando sean de una muy buena calidad, ya que estarán libres de toxinas y metales pesados.

Incrementar la ingesta de suplementos alimenticios, mediante un **multivitamínico y mineral de origen vegetal**, que esté exento de levadura de cerveza y trigo. Al igual que en el caso anterior, resulta imprescindible fortalecer el sistema inmunológico a través de antioxidantes, vitaminas, minerales, oligoelementos...

Incrementar la ingesta de vitamina C-1000.

Consumir concentrado natural de alga chlorella. Gran aliada contra el cansancio físico así como en la detoxificación del cuerpo de metales pesados, productos farmacéuticos, etc.

Incrementar el aporte de probióticos (*Lactobacillus acidophilus, Bifidobacterium bifidum, Propionibacterium freudenreichii*). Su consumo con agua caliente y limón puede llegar a anular su efecto, incluso producir el contrario.

Consumir taurina. Resulta de gran ayuda en la detoxificación del hígado de químicos extraños nocivos para el organismo. Ejerce una ligera acción relajante sobre el tejido cerebral y actúa sobre el dolor a nivel de la médula espinal.

Consumir L-arginina. Muy necesaria para la producción de energía a nivel muscular, así como para tratar el dolor y la fatiga en general.

Ingerir un depurativo fitomineral. Entre sus componentes han de destacar la alcachofa, borraja, grosella, ulmaria, magnesio, potasio, zinc, hierro, silicio, manganesio, cobre, selenio, molibdeno, vanadio y litio.

Prosigo con las disciplinas integradas dentro de la pauta ejecutada por Claudia:

Recomendaciones

Seguir las indicaciones descritas en la página 129 del caso real de cáncer, a excepción de la mezcla específica de aceites vegetales y esenciales, pues los componentes variarán según las necesidades de la persona.

Masaje Californiano (ESALEN)

Quisiera realizar una pequeña aclaración, y es que siempre escojo uno u otro horario a lo largo del día para realizar el masaje según las necesidades del cliente, lo que sí es una pauta genérica para todos es que no se deben realizar ingestas de alimentos como mínimo una hora antes de una sesión de masaje.

He creído oportuno no entrar en detalles, por ello no voy a alargarme demasiado y, dado que ya expliqué en páginas anteriores la importancia y el porqué del masaje y de la alimentación, tan sólo voy a exponerte el proceso que tuvo que realizar Claudia:

- **Primer mes**, dos sesiones de masaje por semana.
- **Segundo, tercer y cuarto mes**, una sesión por semana.
- **Quinto y sexto mes**, una sesión cada quince días.

A día de hoy Claudia aún sigue recibiendo varios masajes cada mes, ya no por recomendación mía, sino más bien basándose en su criterio, en su propia experiencia del bienestar y la salud ganados por medio de esta maravillosa técnica. En resumidas cuentas, Claudia es consciente y sabe lo importante que es quererse, cuidarse y mimarse.

Kundalini Yoga y Meditación

Claudia, durante su proceso de cura, realizó cinco días semanales de Kundalini Yoga, de los cuales dos, asistió a un centro para poder experimentarse junto con los demás alumnos, y los otros tres, realizó series específicas para la armonización integral de su cuerpo físico, vital, emocional y espiritual.

Una de las ventajas del Kundalini Yoga es que la persona principiante puede seguir perfectamente una clase de alumnos muy experimentados.

Realizada esta pequeña aclaración, detallo cuatro de las meditaciones que mi clienta tuvo que ir realizando a lo largo de los primeros cuarenta días, es decir, que todas y cada una de ellas debían realizarse a diario. Esto recibe el nombre de cuarentena.

Del mismo modo que en el caso anterior, te ruego que si tienes alguna duda sobre cómo efectuar las siguientes meditaciones consulta libros técnicos sobre la meditación del Kundalini Yoga.

Meditación terapéutica para limpiar el hígado

TIEMPO: 4 minutos (2 minutos de un lado y acto seguido del otro lado).

POSTURA: Sentada en postura fácil o, en su defecto, en una silla con la columna recta, empezar a realizar círculos amplios manteniendo el torso elevado desde la base de la columna, moviendo bien la cintura. Primero siempre en el sentido de las agujas del reloj y, acto seguido, en sentido contrario.

CONCENTRACIÓN: Ojos cerrados, concentrándose en el punto del tercer ojo, un poco más

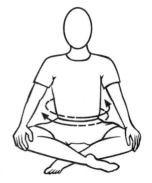

FIG.: 7. Postura fácil.
Manos sobre las rodillas.

arriba del entrecejo. Al mismo tiempo visualizar cómo la energía curativa llega al hígado.

RESPIRACIÓN: Se inspira y espira por la nariz. Inhalar al realizar el movimiento hacia atrás y exhalar al ir hacia delante.

MANTRA: Repetir mentalmente un «*Sat*» tan largo como sea la inhalación y un «*Nam*» tan largo como sea la exhalación.

Significado del mantra: «la verdad es mi identidad».

MUDRA: Las manos deben cogerse de las rodillas, sin que se desplacen, de este modo se ayuda a realizar el movimiento mucho más amplio.

Para acabar la meditación, inhalar amplia y profundamente deteniendo el movimiento en el centro y contener la respiración entre 10 y 30 segundos, acto seguido, exhalar y relajarse.

Meditación terapéutica para estimular los riñones

TIEMPO: 5 minutos.

POSTURA: Sentada en postura fácil o en su defecto en una silla con la columna recta, llevar las manos agarrándose de la cintura e inhalar girando el torso hacia la izquierda y exhalar hacia la derecha, intentando sentir que el movimiento viene desde la cintura.

CONCENTRACIÓN: Ojos cerrados concentrándose en el punto del tercer ojo, un poco más arriba del entrecejo.

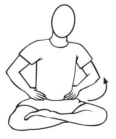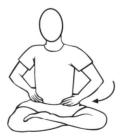

FIG.: 8. Postura fácil.
Manos en la cintura. Inhalar girando hacia la izquierda y exhalar girando a la derecha.

163

RESPIRACIÓN: Se inspira y espira por la nariz. Se inhala al girar hacia la izquierda y se exhala al girar hacia la derecha.

MANTRA: Repetir mentalmente un «*Sat*» tan largo como sea la inhalación y un «*Nam*» tan largo como sea la exhalación.

Significado del mantra: «la verdad es mi identidad».

Para finalizar inhalar amplio y profundo y reteniendo el aliento durante 10 segundos aplicar *Mul bhand* (retracción de bajo vientre, ano y genitales), exhalar y relajarse.

Meditación terapéutica para aliviar el estrés y resolver conflictos del pasado

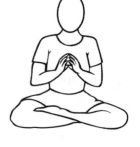

TIEMPO: 11 minutos.

POSTURA: Sentarse en postura fácil o, en su defecto, en una silla con la columna recta.

CONCENTRACIÓN: Enfocar la mirada en la punta de la nariz.

RESPIRACIÓN: Realizar cuatro respiraciones por minuto, inhalando por la nariz en 5 segundos, reteniendo el aliento en 5 segundos y exhalando por la nariz en 5 segundos.

**FIG.: 9. Postura fácil.
Yemas en contacto.**

MUDRA: Juntar todas las yemas de los dedos de una mano con la otra de manera que todos los dedos menos los pulgares apunten hacia el cielo, separarlos un poco entre ellos, colocar las manos en el centro del pecho sin llegar a tocarlo y mantener el espacio entre las palmas.

Por último, inspirar amplia y profundamente y retener la respiración durante 10 segundos al mismo tiempo que se aplica *Mul bhand* (retracción de bajo vientre, ano y genitales), espirar y repetir el ejercicio dos veces más.

A día de hoy, Claudia es una estudiosa y practicante de Kundalini Yoga y la Meditación. Desde lo más profundo de mi ser te doy las gracias, Claudia, por haberte cruzado en mi camino.

10
LAS ENFERMEDADES

Candidiasis crónica

Si alguien busca la salud, pregúntale si esta dispuesto
a evitar las causas de la enfermedad; en caso contrario, abstente de ayudarle.

Sócrates

La candidiasis crónica es otra de las «nuevas plagas» de nuestra sociedad, debido al gran desequilibrio del estilo de vida moderno.

Soy muy insistente cuando digo y repito que jamás en la historia ha existido un desorden alimenticio tan fuerte como en la actualidad, junto con el desorbitado y aberrante consumo de medicamentos como antibióticos, corticosteroides, hormonas sexuales sintéticas y otras muchas sustancias de las que no hace falta entrar en detalles. Todo ello es obvio que ha influido enormemente en el desarrollo de esta enfermedad.

La candidiasis es una enfermedad infecciosa producida por un hongo o levadura del género cándidas. Existen unas 150 especies diferentes de cándidas, siendo la *C. Albicans* la más frecuente. Los hongos están presentes y viven en armonía con nosotros poco después de nuestro nacimiento, por lo tanto, todo el mundo posee cándidas en el cuerpo. Nacemos con ellas. Por norma general están localizadas en la mucosa de la boca, en la piel, en el aparato digestivo y genitourinario. Desempeñan la importante función de absorber metales pesados y evitar su incursión en la sangre, eliminar cualquier resto de comida corrompida que se halle en nuestro sistema digestivo (hecho

165

ocasionado principalmente por la mala digestión) y evitar así que cualquier bacteria dañina pueda causar levaduras (u hongos). Levaduras que, al multiplicarse, ponen en riesgo nuestra salud. Una vez muertos, la cándida trabaja descomponiendo el cuerpo, alimentándose de la naturaleza ya muerta (algo así como actúan los hongos, mohos...). Por otra parte, las cándidas junto con las bacterias mantienen el PH intestinal, básico en el equilibrio de nuestro organismo.

Los encargados de mantener estas levaduras u hongos bajo control son la flora intestinal y vaginal junto con el sistema inmunitario. Si bien puede transmitirse de persona a persona o ser contraída en el ámbito hospitalario, lo común es que se origine en el propio organismo de la persona enferma. Para que se produzca un cuadro de infección por levaduras es necesario que primero se altere el equilibrio entre los distintos microorganismos del cuerpo, presentando una debilitación del sistema inmunológico. Una vez producido este desajuste en el cuerpo, la cándida puede dañar las paredes del intestino e infiltrarse en el torrente sanguíneo y en los tejidos.

Antes de continuar, quisiera realizar una aclaración, ya que, desde mi punto de vista, existen dos grandes grupos de personas que sufren esta patología:

El **primer grupo** es el de pacientes diagnosticados con cándidas vaginales u orales, personas que están recibiendo quimioterapia, diabéticos y también aquellas que sufren de enfermedades inmunodepresoras.

El **segundo grupo** es en el que vamos a poner especial atención, y será el que ocupará las siguientes páginas de este libro, ya que el Universo me dio y me sigue dando la oportunidad de conocer, aprender, experimentar y perfeccionar mi manera de sanar. Dicho grupo se compone en su mayoría por personas afectadas de candidiasis crónica no diagnosticada.

Todas mis clientas solían padecer una serie de síntomas en común. Éstos son los más habituales:

- Fatiga crónica, depresión, fuertes cambios de humor.
- Estreñimiento, ardor estomacal, picores, gases, problemas de piel.

- Alteración y desorden con fuertes dolores menstruales.
- Fuerte alteración del sistema nervioso.
- Dolores en pecho y articulaciones.
- Molestias oculares.
- Desesperación por comer alimentos dulces y carbohidratos.
- Irritabilidad, agresividad, rabia, mucosidad excesiva.
- Infecciones vaginales, descomposición, dolores de cabeza.
- Vértigos, sudoración nocturna, insomnio, cistitis.
- Hipersensibilidad (humedad, tabaco, perfumes, olores).
- Malestar general, mareos.
- Fuerte retención de líquidos, alergias.
- Fuerte caída y debilitación del cabello.
- Problemas de uñas…

Después de leer esta lista, quisiera que, si en estos momentos te sientes identificada/o con uno o más de estos síntomas, te tomes muy en serio lo que sigue a continuación.

Son muchas las personas que han pasado por mis manos. Personas que realmente estaban muy afectadas en todos los sentidos y que no eran conscientes de la gravedad de su estado. Una vez han vuelto a recuperar su salud y han vuelto a sonreírle a la vida, se han podido percatar de ello.

No es para tomárselo a broma. Una candidiasis crónica mal tratada o descuidada puede derivar en:

- Enfermedad de Crohn.
- Colon irritable.
- Artritis reumatoide.
- Lupus.
- Asma.
- Psoriasis y eccema.
- Sinusitis.
- Esclerosis múltiple.
- Fibromialgia.
- Hipotiroidismo.

- Hipoglucemia.
- Anemia.
- Parálisis…

La candidiasis crónica no se limita a una sintomatología localizada, de ahí que sea tan difícil de diagnosticar. Es el rasgo en común que comparte con la fibromialgia, otro «enemigo silencioso» que amenaza la salud de nuestra sociedad. Es preciso saber cómo reconocerla y abordarla en profundidad, y no superficialmente como se ha hecho hasta ahora.

Por eso vamos a dejar de lado todo el sistema convencional. Centrémonos en la otra cara de la verdad. Como siempre, en todas estas personas se repiten una serie de hábitos, conductas y patrones mentales. Existe un problema central, y es que son personas tremendamente dispersas. A simple vista pueden parecer seguras de sí mismas, pero en verdad son altamente inestables y muy inseguras. Les cuesta confiar en ellas mismas, necesitan encontrarse interiormente, van sin rumbo y sin destino. Suelen quejarse para así sentirse vivas y saber que existen, ahí reside su satisfacción psicológica. No se sienten merecedoras de la excelencia en sus vidas. Se sienten desconcertadas en lo laboral o en lo personal, y a veces en ambos ámbitos, ya que no creen poder alcanzar sus metas, sus sueños.

Tienen severos conflictos con sus relaciones de pareja, son exigentes y por norma general muy celosas, en una clara muestra de su baja autoestima. Todas ellas necesitan amar por encima de todo y vivir conscientemente.

No saben apreciar cuándo encuentran una pareja estable debido a su falta de confianza y a sus celos, provocando conflictos en la relación, guiados por una gran frustración, cólera y desconfianza. En estas mujeres no tienen la menor importancia los hábitos alimenticios, y si los tienen, están basados en conocimientos triviales de dietas absurdas e ignorantes por completo de la nutrición como concepto. Algunas de ellas, a pesar de no ser ya adolescentes, siguen comiendo caramelos y golosinas (denotando un intenso anhelo de amor y seguridad, de dulzura ante la vida). Otro dato realmente sorprendente es que todas suelen llevar su patología en silencio y consideran normal ciertos síntomas, como puedan ser los picores vaginales junto a la intensa pérdida y debilitación del cabello y uñas.

Hay que restablecer el equilibrio nutricional y combatir la mala absorción de los nutrientes a causa del abandono de los hábitos alimenticios. Para ello, es bien sabido que el mejor aliado que existe para erradicar la candidiasis crónica es la transformación de estos hábitos, el cambio total de la clase de alimentos consumidos a diario, así como su forma de preparación junto a la ingesta de suplementos alimenticios que encontrarás detallados en el capítulo del caso real.

Por último, voy a enumerar diversos factores que debilitan y deprimen el sistema inmunitario desequilibrando la flora intestinal. Así, podrás ir conociendo un poco más del porqué de la patología.

El consumo de azúcar blanco, moreno, así como cualquier tipo de endulzante u edulcorante químico o refinado.

Los carbohidratos refinados o harinas blancas (son el aliado número uno para las cándidas, su alimento principal. También aumentan los niveles de glucosa en la sangre, a través de la cual se alimenta a las cándidas).

Consumir agua del grifo, tanto para beber como para cocinar (el cloro destruye la flora intestinal, y el flúor deprime el sistema inmunitario. Las cándidas se alimentan de cal, muy presente en las aguas de algunas zonas de España).

Uso indiscriminado de antibióticos, cortisona y hormonas sexuales sintéticas (los primeros destruyen la flora intestinal bacteriana, la cortisona debilita el sistema inmunológico, y las terceras destruyen ciertos nutrientes como la vitamina B6, vitales para la salud del sistema inmunitario).

Durante el embarazo, los niveles de progesterona aumentan, induciendo a las glándulas endometriales a producir glucógeno, lo cual favorece el crecimiento de las cándidas vaginales. Por otro lado, unos niveles altos de progesterona pueden provocar resistencia a la insulina, causando un exceso de glucosa en la sangre y favoreciendo el crecimiento de las cándidas.

El estrés continuo produce exceso de cortisol, debilitando el sistema inmunitario, aumentando los niveles de glucosa y destruyendo la flora intestinal bacteriana.

El mal funcionamiento del aparato digestivo (falta de ácido clorhídrico y de enzimas digestivas) impide la correcta digestión de los alimentos, produciendo fermentación y putrefacción intestinal, lo cual favorece el desequilibrio de la flora intestinal y la expansión y reproducción masiva de las cándidas.

A través de una mala nutrición, las cándidas tienden a su crecimiento y aumentan su resistencia. Es imprescindible asimilar gran cantidad de nutrientes para mantener el sistema inmunológico sano, para la regulación de las hormonas, para un buen funcionamiento del sistema digestivo y así poder regular la glucosa. Sin duda, todos ellos factores de vital importancia para el control de las cándidas.

¿Te acuerdas de lo mencionado anteriormente en la introducción de las enfermedades?

Te refrescaré la memoria: existe un segundo cerebro, situado en el intestino. Este órgano aprende, recuerda e influye en nuestras percepciones y conductas de manera independiente.

Llegado el momento, y si éste es tu caso, es hora de realizar una pequeña introspección y de que cada cual saque sus propias conclusiones.

Candidiasis Crónica

Comienza haciendo lo necesario, después lo que es posible,
y de repente estarás haciendo lo imposible.

Anónimo

Laura, una mujer de 34 años, vino a verme con un fuerte cuadro de estreñimiento junto con insomnio y algunos desajustes en la menstruación, a su vez acompañados por unos pequeños dolores punzantes en un costado. Previamente, había visitado a nutricionistas, ginecólogos y algún que otro terapeuta de medicina alternativa para tratar de curar sus dolencias, sin ningún resultado.

Para que te hagas una pequeña idea de su estado, te diré que perfectamente podía estar entre siete y diez días sin ir al baño, y cuando al final conseguía su propósito, pasaba con gran facilidad de un extremo al otro, y eso sin contar que como mucho dormía unas cinco horas al día.

Lamentablemente han querido acostumbrarnos al mediocre comportamiento que implica descuidar profundamente nuestra salud, por lo que, seguramente, este tipo de historial no te parezca nada grave. Hoy en día damos por normal vivir con todo tipo de alteraciones durante largos períodos de tiempo, hasta que el cuerpo ya no puede más y explota en un desequilibrio, haciendo aflorar sus correspondientes enfermedades.

Aunque éstos eran los principales síntomas por los que Laura vino a mi consulta, era más que obvio que mi clienta tenía un serio problema de salud: su piel y su cabello se mostraban débiles, frágiles, sin brillo. Sus uñas, un tanto quebradizas, evidenciaban manchas blanquecinas, síntoma que en Ayurveda es diagnosticado como una alteración de *vata dosha* (claro ejemplo de deficiencia de calcio o de zinc). Junto a estas señales físicas, también se podían constatar cambios repentinos de humor e hipersensibilidad en su comportamiento, que recreaban en mi mente un patrón que se acercaba a casos que ya había tratado con anterioridad (resulta misterioso aun para el que esto suscribe el origen del rápido incremento de las consultas a tratar con patologías similares en el mismo espacio de tiempo; y eso fue lo que me ocurrió con la candidiasis crónica).

A mi clienta le habían dictaminado por primera vez hongos vaginales a la temprana edad de diecinueve años, diagnóstico al que, en su momento, no se le dio demasiada importancia. Le recetaron un antifúngico que, por supuesto, le erradicó los hongos, pero en absoluto borró las causas de aquella alteración. Remedios superficiales para patologías complejas y profundas. Es algo a lo que la medicina «miope» nos tiene acostumbrados.

A medida que iba obteniendo información, pude constatar que estaba ante una gran contradicción. Yo sentía que mi clienta estaba dispersa, había una barrera que no lograba traspasar, algo no encajaba en el rompecabezas, tenía frente a mí una persona aparentemente segura de sí misma, que ocupaba un buen cargo profesional, y por otro lado su salud la delataba a gritos diciendo todo lo contrario.

Finalmente, a medida que fuimos logrando un estado de calma y confianza, se armó de valor y me explicó que se sentía muy frustrada en el ámbito sentimental. La falta de la figura paterna por problemas de alcoholismo había ocasionado una intensa desestructuración familiar, repercutiendo en todas y cada una de sus relaciones de pareja, creándole una fuerte inseguridad hacia la imagen masculina.

Llegados a ese punto, todo estaba muy claro: Laura sufría un cuadro bastante avanzado de *Candida albicans*. A causa de la larga proliferación de esta levadura de la familia de las cándidas, algunos de sus órganos (hígado, colon, piel…) no funcionaban correctamente.

No era la primera vez que me encontraba ante una situación como ésa, así que asumí con mucha seguridad las drásticas medidas que debía poner en práctica en su caso. El plan era muy simple. Es bien sabido que la mejor herramienta que existe para la eliminación de las cándidas es la puesta en marcha de una estricta alimentación, aunque me gustaría recordarte que para llevar a cabo este tipo de «dieta» hay que armarse de altas dosis de paciencia, constancia y perseverancia, dado que si se quieren obtener buenos y contundentes resultados, la alimentación a seguir descarta rotundamente algunos alimentos impuestos y consumidos a diario en nuestra sociedad.

Es por ello que el primer paso a realizar con Laura para poder alcanzar la sanación era La Conexión, ya que entre otras muchas cosas la ayudaría en una óptima y constante empatía en el proceso de desprenderse de algunos hábitos y conductas sociales relacionados con la ingesta de ciertos alimentos y bebidas que ella, de manera muy consciente, sabía que eran nocivos para su salud.

La Conexión

A mi modo de entender y por todo lo mencionado anteriormente, la candidiasis crónica es debida en un 50% a un desequilibrio mental y emocional, y el otro 50% a unos muy malos hábitos alimenticios. En este caso en concreto, consideré que lo mejor para Laura era realizarle directamente La Conexión y, luego, hacer énfasis en su tratamiento a través del masaje californiano junto con un buen plan de Nutrición Meta Biológica que fuera decisivo en la reparación de su piel, cabello, uñas, órganos…

Nutrición Meta Biológica

Del mismo modo que en el caso de fibromialgia detallado anteriormente, había que corregir los hábitos y patrones alimenticios de mi clienta. Se trataba de elaborar un plan nutricional que la ayudara a eliminar las toxinas producidas por las cándidas, y así recuperar su estado óptimo de salud. Este tratamiento ha sido diseñado especialmente para cubrir una única necesidad prioritaria en mi clienta, la erradicación de la *candida albicans*. La «dieta» hay que mantenerla por lo menos entre ocho y doce meses, y al término de este período de tiempo volver a realizarla estrictamente al menos durante una semana como acción preventiva cada dos o tres meses. En mi experiencia con dicha patología, he podido constatar que las personas que la han sufrido vuelven a tener brotes de la misma si no cuidan mínimamente su alimentación de por vida.

A continuación, detallo una lista de todo lo que hay que suprimir o eliminar en cualquier persona que sufre de candidiasis.

Eliminar radicalmente

Se debe suprimir por completo la ingesta de alimentos que contengan azúcares o con sabor dulce, ya que son los favoritos de las cándidas.

Eliminar por completo cualquier tipo de endulzante natural nutritivo como el azúcar moreno, azúcar integral, almidón, miel, miel de cereales, melaza, jalea real, néctar de agave, FOS, D-manosa, sirope, fructosa, lactosa, levulosa, dextrosa, maltodextrina, maltosa, manitol, xilitol, eritrol (ZSweet®).

El único endulzante natural que se puede consumir de manera moderada en caso de candidiasis es la stevia.

Eliminar por completo cualquier tipo de endulzante artificial como el azúcar refinado blanco, edulcorantes como la sacarina, sucralosa, aspartamo (Nutrasweet, Equal, Spoonful...), ciclamatos, lactitol, isolmat, alitamo, sorbitol, acesulfamo K (Sunette), neohesperidina, maltitol, splenda, monelina, curculina, taumatina...

Suprimir el agua del grifo tanto para beber como para cocinar.

Eliminar la sal procesada. Estresa el sistema inmunológico.

Suprimir todo tipo de harinas refinadas. Aumentan la glucosa en sangre, son ricas en fósforo, azufre y cloro, dando lugar a la irritación de los músculos y son estresantes del sistema inmunológico.

Eliminar todos los productos lácteos. Leche, helado, yogur, queso, cremas, nata, mantequilla, margarina...

Eliminar a excepción del té verde y del té blanco todo tipo de excitantes como el café, té rojo, té negro, etc..., todo tipo de productos industriales ricos en grasas hidrogenadas, margarinas vegetales, bebidas azucaradas, bebidas con gas y excitantes, zumos en tetrabrik, salsas de condimento, vinagre, conservas enlatadas, patatas, platos precocinados, bollería, repostería, agua del grifo, bebidas alcohólicas, etcétera.

Suprimir la ingesta de carnes, aves, embutidos y mariscos. Todos ellos son alimentos contaminados difíciles de digerir, ricos en purinas que al metabolizarse, producen ácido úrico.

Suprimir la ingesta de todo tipo de levaduras como el pan, féculas, fermentos y algunos alimentos determinados como champiñones, setas, calabaza, tomates, remolacha, zanahoria, maíz, coliflor, garbanzos, habas, guisantes, guisantes secos, patata, boniato, berenjena, pimientos, tempeh, salsa de soja, miso, cacahuetes, pistachos, anacardos, nueces de macadamia, cubitos de caldo...

No utilizar el microondas.

Suprimir las frituras y barbacoas.

No congelar el agua en botellas de plástico.

No utilizar utensilios de aluminio, teflón.

Evitar ambientes húmedos.

Evitar al máximo las radiaciones electromagnéticas derivadas del uso de la telefonía móvil, ordenadores, microondas, redes inalámbricas…

Eliminar radicalmente o en su defecto, evitar al máximo los productos de limpieza en seco, productos habituales de limpieza, como detergentes líquidos, desinfectantes y limpiadores de WC que contengan alquilfenones (nonoxinol, octoxinol, nonilfenol, octilfenol...), desodorantes y antitraspirantes que contengan aluminio, cósmeticos, champús, lociones, perfumes con ftalatos, geles, gominas, tintes, esmaltes de uñas, filtros solares compuestos por estrógenos o productos de la placenta, parabenos (metilparabeno, poliparabeno, isoparabeno, butilparabeno...) oftalatos (DBP y DEHP), pesticidas e insecticidas químicos de uso doméstico.

Alimentos para el control y la erradicación de la candidiasis crónica

Como en el caso de toda patología originada por profundos desequilibrios alimenticios y desórdenes en los patrones mentales, hay que prestar especial atención a las nuevas estructuras de pensamiento y respiración durante el acto de alimentarse y, cómo no, a lo largo de las actividades cotidianas. El estar presente por medio de la respiración y la repetición de algunas declaraciones, son principios básicos a poner en práctica en todos mis clientes, sea cual sea la disfunción o desorden que padezcan, ya que en todo momento trato de concienciarles, para que así tomen las riendas en todos los ámbitos de sus vidas.

En el apartado del caso real de cáncer encontrarás detalladas algunas de las pautas que constituyen la base de este libro para tratar las patologías. Aparte de las especificaciones sobre la alimentación que se debe seguir en procesos de candidiasis, el resto se realiza de forma idéntica a los casos descritos en los dos capítulos anteriores.

Ésta es la lista de alimentos que elaboré especialmente para mi clienta:

Lista de alimentos favorables para Laura

*   **ACEITES** y **GRASAS** (*Prensados en frío y de cultivo biodinámico. Todos ellos sin abusar, siempre en pequeñas cantidades*).
    Aceite de oliva, aceite de linaza, aceite de almendra, aceite de sésamo, aceite de coco (*muy recomendable*), aceite de orégano (*muy recomendable*).

*   **LÁCTEOS** y **LÁCTEOS VEGETALES** (*Todos ellos sin abusar, de procedencia biodinámica y sin ningún tipo de endulzante ni edulcorante*).
    Kéfir de cabra casero (*muy recomendable*), leche de arroz (*en caso de estreñimiento suprimir la ingesta*), leche de quinoa, leche de espelta, leche de almendra, leche de kamut.

*   **SEMILLAS** y **FRUTOS SECOS** (*De origen biodinámico. Al natural, sin abusar y siempre en pequeñas cantidades*).

Almendras, semillas de calabaza, de lino, de sésamo al natural y tostadas y pasta de sésamo/tahín (*no abusar siempre en pequeñas cantidades*).

- **LEGUMBRES** (* *Si existe meteorismo reducir su ingesta. Todas ellas de cultivo biodinámico y sin sus respectivas pieles para facilitar el proceso digestivo*).
  *Lentejas rojas o moradas, *lentejas verdes, lentejas amarillas «*moong dal*», azukis y sus respectivos germinados.

- **HUEVOS** (*De granja biodinámica*).
  Un máximo de 3 huevos a la semana (*a poder ser escaldados*).

- **CEREALES** (*Reducir al máximo su ingesta, no abusar, siempre en pequeñas cantidades y biodinámicos*).
  Arroz basmati, arroz integral, espelta, kamut, mijo.
  Trigo sarraceno, amaranto y quinoa (*a pesar de no ser verdaderos cereales, se incluyen en esta familia, por la similitud en su composición*).

- **PAN** y **HARINAS** (*De procedencia biodinámica, siempre tostado para facilitar su asimilación y digestión*).
  Pan esenio integral de espelta, pan germinado de kamut.
  Cualquier harina de los cereales aptos detallados.

- **VEGETALES** (* *Si existe meteorismo reducir su ingesta. Es muy aconsejable escaldar cualquier tipo de vegetal si se tienen trastornos relacionados con el aparato digestivo. Todos ellos de procedencia biodinámica*).
  *Alcachofa, alfalfa, acelgas (*no abusar*), espinacas (*no abusar*), espárragos (*no abusar*), *ajo, aguacate, apio, bambú, todo tipo de algas, berro, *brócoli, pepino, calabacín, canónigos, rúcula, cardo mariano, *cebolla, *cebollino, *col rizada, *col, *col de Bruselas, judías verdes, *col china, *lombarda, okra, ortiga, cilantro, *colinabo (*no abusar*), *nabo (*no abusar*), escarola, endibia, diente de león, hinojo, *puerro, perejil, rábano picante..., y sus respectivos germinados.

- **PROTEÍNA ANIMAL** (*Reducir su ingesta máximo a tres veces por semana*).

  Atún, anguila, bacalao fresco y en salazón, caballa (*no abusar*), sardina, trucha (*no abusar*), carpa (*no abusar*), mero, pescadilla, pez espada, palometa, jurel, salmón fresco, salmonete.

  Personalmente, recomiendo la ingesta de peces que no procedan de piscifactorías y a poder ser los de menor tamaño, pues son los menos contaminados.

- **PROTEÍNA VEGETAL** (*De origen biodinámico*).

  Tofu, seitán de espelta, alga nori, alga dulse, hamburguesas vegetales (*exentas de trigo, cebada, avena, zanahoria y maíz*).

- **FRUTAS** (*Todas ellas de procedencia biodinámica*).

  Aguacate, arándano, piña, pomelo, limón, zarzamoras.

- **ZUMOS NATURALES** y **LÍQUIDOS**

  Agua purificada, agua vivificada, agua filtrada, agua embotellada, agua destilada, (*todas ellas con o sin limón y consumir preferiblemente caliente, nunca frías*), zumo de limón, zumo de piña, zumo de pomelo, zumo de apio, zumo de arándanos.

- **INFUSIONES** (*Procedentes de la agricultura biodinámica*).

  De alfalfa, abedul blanco, centella asiática (*muy recomendable*), aloe (*muy recomendable*), corteza de roble blanco, candelaria, diente de león, bardana, cola de caballo, echinacea, marrubio, escaramujo de rosa, espino albar, hoja de fresa, ginseng (*muy recomendable*), té Lung Ching (*muy recomendable*), té verde perlas de jazmín (*muy recomendable*), té blanco (*muy recomendable*), jengibre (*muy recomendable*), menta, manzanilla (*muy recomendable*), tilo, lúpulo, hipérico, valeriana (*muy recomendable*), verbena, salvia, sáuco, sena, genciana, tomillo (*muy recomendable*), canela (*muy recomendable*), romero (muy recomendable), orégano (*muy recomendable*), zarzaparrilla (*muy recomendable*), perejil (*muy recomendable*).

- **ESPECIAS** (* *En caso de meteorismo reducir su ingesta, sin abusar y en pequeñas cantidades*).

  Albahaca, *ajo, *algarroba, todo tipo de algas, anís, azafrán, alcaparras, bergamota, borraja, cardamomo, canela (*muy recomendable*), cúrcuma (*muy recomendable*), clavo, cardo mariano, mejorana, comino, cilantro, hinojo, estragón, eneldo, hoja de laurel, menta fresca, rábano picante, pimienta negra de Jamaica (*muy recomendable*), jengibre fresco (*muy recomendable*), romero (muy recomendable), salvia, tomillo (*muy recomendable*), orégano (*muy recomendable*), vainilla.

Compatibilidad alimentaria

En algunos casos en concreto como éste, hay que ser flexibles en cuanto a la combinación de los alimentos, ya que la dieta de por sí sola ya es bastante exigente y requiere de gran esfuerzo.

DESAYUNO (Entre las 7 y las 9 h).

- Té Lung Ching + pan germinado integral de espelta tostado (*untado con mantequilla de almendras y aguacate*).

- Leche de quinoa con canela, clavo y agar-agar + pan germinado integral de espelta tostado (*calentar la leche junto con el agar-agar, la canela en rama recién molida y un par de clavos, el pan untado con mantequilla de almendras*).

- Té verde perlas de jazmín (*calidad extra superior*) + crema de avena con almendras y agar-agar (*espolvorear con una pizca de ralladura de vainilla en vaina y canela en rama recién molida*).

- Té Lung Ching + macedonia de zarzamoras y arándanos con el zumo de dos pomelos.

- Zumo de apio, limón, jengibre fresco y alga chlorella + ensalada de canónigos y berros (*con puerros y semillas de linaza molidas, aliñada con aceite de oliva, orégano, sal marina especiada y un diente de ajo machacado*).

- Té verde perlas de jazmín (*calidad extra superior*) + bocadillo de pan germinado integral de espelta tostado con hamburguesa vegetal (*exenta de trigo, cebada, avena, zanahoria y maíz*) y semillas de sésamo.

- Infusión de aloe + kéfir de cabra casero con arroz integral crujiente (*espolvorear con ralladura de vainilla en vaina, stevia, una pizca de cúrcuma, pimienta negra de Jamaica recién molida, canela en rama recién molida y un par de clavos enteros*).

- Té Lung Ching con menta fresca + bocadillo de pan germinado integral de espelta tostado con tortilla francesa y semillas de calabaza.

- Té verde perlas de jazmín (calidad extra superior) + crêpe de trigo sarraceno relleno de *tahín*, brotes de alfalfa, tortilla de clara de dos huevos, cebollino y rúcula (*aliñar con un chorrito de aceite de oliva, una pizca de sal marina especiada, pimienta negra de Jamaica recién molida y alga nori cortada a pequeñas tiras muy finas*).

Al mediodía si se tiene hambre, se puede realizar una pequeña ingesta de cualquiera de las frutas permitidas de la lista o bien un licuado de hojas verdes con alga chlorella.

COMIDA (Entre las 12.30 y las 13.30 h).

- Crema de aguacate con cebolletas, canónigos y menta fresca (*rehogar las cebolletas y los canónigos con una pizca de sal marina, añadir los aguacates troceados junto con caldo de verduras, cocer durante 10 minutos, pasar por la batidora, trocear la menta y añadirla a la crema, servir fría*).

Salmón fresco con ajos tiernos (*preparado a la plancha o al horno junto con los ajos tiernos troceados muy finos, aliñar con aceite de oliva*). Té Lung Ching.

• Ensalada de canónigos, aguacate, hinojo fresco y semillas de calabaza (*aliñada con aceite de oliva, sal marina especiada, orégano y pimienta negra de Jamaica recién molida*).
Lentejas rojas con jengibre fresco, arroz integral y alga kombu.
Té Lung Ching.

• Crema de calabacín (*condimentar con un chorrito de aceite de oliva y una pizca de sal marina especiada*).
Atún fresco con revuelto de espárragos trigueros y ajos tiernos (*preparado a la parrilla y aliñado con abundante aceite de oliva y una pizca de pimienta negra de Jamaica recién molida*).
Té Lung Ching.

• Ensalada de espinacas frescas con agar-agar (*el alga agar-agar previamente remojado, aliñar con el jugo de un limón y un chorrito de aceite de oliva*).
Arroz basmati con verduras (*escoger las verduras al gusto de la lista y condimentar todo ello con* masala *a base de aceite de oliva, jengibre fresco, cúrcuma, cebolla, ajo y una pizca de sal marina especiada*).
Té Lung Ching.

• Alcachofas al horno (*condimentadas con aceite, sal marina especiada y pimienta negra de Jamaica recién molida*).
Tostadas de pan germinado integral de espelta con hamburguesas vegetales (*exentas de trigo, cebada, avena, zanahoria y maíz*) y brotes de alfalfa (*untar las tostadas con aguacate y sazonar ligeramente con sal marina especiada*).
Té Lung Ching con menta fresca.

• Crema de lentejas amarillas «*moong dal*» con jengibre fresco (*aliñar con aceite de oliva*).

Calabacines rellenos de tofu (*vaciar los calabacines, mezclar la carne del calabacín con tofu, cebolla, ajo, comino y una pizca de ralladura de jengibre fresco, colocarlos al horno y posteriormente aliñarlos con aceite de oliva, sal marina especiada, alga nori tostada molida y pimienta negra de Jamaica recién molida*).
Té Lung Ching.

• Endibias con brotes de alfalfa y rabanitos picantes (*aliñadas con aceite de oliva y sal marina especiada*).
Bacalao fresco con espárragos trigueros y ajos tiernos (*al horno, aliñar con abundante aceite de oliva y una pizca de pimienta negra de Jamaica recién molida*).
Té Lung Ching.

• Ensalada de azukis, rúcola y canónigos con aguacate (*aliñar con aceite de oliva, sal marina especiada y pimienta negra de Jamaica recién molida*).
Sardinas a la plancha con arroz integral (*condimentar las sardinas con aceite, dos dientes de ajo machacados, abundante perejil y jengibre fresco*).
Té Lung Ching.

• Trigo sarraceno con lentejas moradas (*añadirle verduras al gusto como puerros, judías verdes, ajo..., condimentar con aceite de oliva, comino, sal marina especiada, pimienta negra de Jamaica recién molida y alga nori tostada molida*).
Tortilla de calabacín, cebolla y ajos tiernos.
Té Lung Ching.

CENA (Entre las 19 y las 20 h).

• Crema de apio.
Seitán de espelta a la plancha (*ligeramente condimentado con aceite de oliva y sal marina especiada*).
Infusión de centella asiática.

- Col rizada al vapor.
  Tofu a la plancha (*aliñar con aceite de oliva, sal marina especiada y orégano*).
  Infusión de centella asiática.

- Quiche de harina de kamut relleno de bambú, espinacas y cebollitas.
  Infusión de zarzaparrilla.

- Crema de acelgas, hinojo y alga nori (*aliñar con aceite de oliva y una pizca de sal marina especiada*).
  Infusión de centella asiática.

- Croquetas de mijo con germinados de cilantro y rabanitos picantes (*mezclar el mijo con cebolla, ajo, alga hiziki previamente preparada y perejil, para el rebozado utilizar harina de mijo*).
  Infusión de zarzaparrilla.

- Sopa de cebolla (*condimentada con aceite de oliva y una pizca de pimienta negra de Jamaica recién molida*).
  Hamburguesa vegetal (*exenta de trigo, cebada, avena, zanahoria y maíz*).
  Infusión de centella asiática.

- Crema de pepino fría con menta fresca y alga dulse (*cocer las cebollas, los pepinos y un diente de ajo, hojas de menta fresca, pasar por la batidora y condimentar con sal marina especiada y pimienta negra de Jamica recién molida*).
  Infusión de manzanilla.

- Tofu rebozado con semillas de sésamo y verduras al vapor (*brócoli, bambú y puerros*).
  Infusión de zarzaparrilla.

- Ensalada de escarola con flores de jazmín y romero (*aliñada con aceite de oliva, sal marina especiada, una pizca de alga nori tostada molida y eneldo*).
  Infusión de romero.

Suplementos a tener en cuenta

Incrementar la alimentación con ácidos grasos omega 3. Aceite de krill, aceite de lino o cápsulas de omega 3 destiladas molecularmente, siempre y cuando sean de una muy buena calidad, ya que estarán libres de toxinas y metales pesados.

Incrementar la ingesta de suplementos alimenticios, mediante un **Multivitamínico y mineral de origen vegetal**, que esté exento de levadura de cerveza y trigo. Al igual que en el caso anterior, resulta imprescindible fortalecer el sistema inmunológico a través de antioxidantes, vitaminas, minerales, oligoelementos...

Incrementar la ingesta de vitamina C-1000.

Consumir concentrado natural de alga chlorella. Gran aliada contra el cansancio físico así como en la detoxificación del cuerpo de metales pesados, productos farmacéuticos, etc.

Incrementar el aporte de probióticos (*Lactobacillus acidophilus, Bifidobacterium bifidum, Propionibacterium freudenreichii*). Su consumo con agua caliente y limón puede llegar a anular su efecto, incluso producir el contrario.

Aceite de orégano. Los aceites de recubiertos de ácido entérico, tales como el aceite de orégano, menta piperina y el de romero, actúan como potentes antifúngicos combatiendo bacterias, virus, hongos y gran número de parásitos unicelulares, aumentando las defensas del sistema inmunitario y preservando la flora bacteriana.

Antifungal, compuesto por: ácido Caprílico, Pau d'Arco, semillas de pomelo, orégano, bromelina, papaína y betacaroteno.

Extracto de cardo mariano. Protector y desintoxicante del hígado, vesícula biliar y corazón.

Ácido pantoténico (vitamina B5). Poderoso agente desintoxicante que evita la proliferación de hongos y levaduras, ayudando al hígado a descomponer una sustancia tóxica (acetaldehído) producida por la *Candida albicans*, que es la responsable de la confusión mental asociada a dicha dolencia.

Recomendaciones

Seguir las indicaciones descritas en la página 129 del caso real de cáncer, a excepción de la mezcla específica de aceites vegetales y esenciales, pues los compononentes variarán según las necesidades de la persona.

Masaje Californiano (ESALEN)

Mi clienta tuvo que realizar 33 sesiones de masaje durante un año, repartidas de la siguiente manera:

* **Los seis primeros meses**: una sesión de masaje por semana.
* **Séptimo, octavo y noveno mes**: una sesión cada quince días.
* **Décimo**, **onceavo y doceavo mes**: una sesión a lo largo de cada mes.

Debido al deterioro que mi clienta presentaba a nivel de cabello y piel fue necesario trabajar con preparados de aceites vegetales y esenciales específicos para restablecer su equilibrio, y que al mismo tiempo potenciaran el efecto sedante del masaje.

Aquí detallo una de las mezclas bases utilizadas con Laura.

Introducir el contenido de 100 ml en las siguientes proporciones en un frasco de color oscuro:

ACEITES VEGETALES DE CULTIVO BIODINÁMICO PRENSADOS EN FRÍO
* **Almendra dulce** / *Prunus dulcis* (30 ml).
* **Jojoba** / *Simmondsia chinenis* (30 ml).
* **Sésamo** / *Sesamum indicum* (30 ml).
* **Hueso de albaricoque** / *Prunus armeniaca* (10 ml).

ACEITES ESENCIALES DE CULTIVO BIODINÁMICO
* **Geranio** / *Pelargonium grandiflorum* (15 gotas).
* **Ylang-Ylang** / *Cananga odarata* (10 gotas).

- **Incienso** / *Boswellia thauriferia* (10 gotas).
- **Nerolí** / *Citrus aurantium* (10 gotas).

Por otro lado, siguiendo con lo acordado en su plan de recuperación, puso en práctica una serie de hábitos rescatados de los textos de la ciencia ayurvédica y yóguica, adaptada a nuestros días para el embellecimiento de la piel y el cabello.

Voy a exponer, sin entrar en detalles, algunas de las pautas que puede seguir cualquier persona que padezca alguno de los desequilibrios mencionados anteriormente o para todo aquel que desee perpetuar la juventud y salud de su piel y cabello:

Cuidado del cabello

Utilización de champús y productos capilares con ph neutro, a base de **extractos vegetales y aceites esenciales** que no contengan siliconas, alcohol, colorantes, fenoles, parabenos, oftalatos...

Suprimir el uso de planchas, tintes, lacas, gominas, espumas, secadores, etc, en definitiva todo aquello que perjudique el cabello y el manto lipídico de la piel y el cabello.

Masajear periódicamente con movimientos circulares la totalidad del cuero cabelludo, con algún aceite vegetal de los descritos.

Cepillar diariamente el cabello con un cepillo de cerdas naturals (50 veces cabeza abajo, desde raíz hasta las puntas y 50 veces desde la frente hacia atrás). Para desenredar el cabello es preferible utilizar un peine de madera de puntas redondeadas y, acto seguido, realizar el cepillado.

Trenzar el cabello antes de dormir si se tiene suficientemente largo.

Cuidado de la piel

Utilización de aceite de sésamo caliente de procedencia biodinámica masajeando todo el cuerpo con movimientos circulares y ascendentes (del abdomen hacia arriba y del abdomen hacia abajo), previamente a la ducha diaria, protegiendo así la piel del cuerpo de los agentes desecantes de las aguas (al contacto con el agua el aceite crea una emulsión que limpia a la vez que hidrata tu piel).

Utilización de aceite puro de almendras (gama alta) **de origen biodinámico para el rostro.** Se realizará un masaje drenante en la cara, presionando considerablemente desde el punto del entrecejo hacia las sienes, estirando así toda la piel de la frente. En el resto del rostro los movimientos y la presión variarán según la zona.

Evitar todo producto que altere el ph de la piel, como los colorantes químicos (FD&C, D&C, HC), **fragancias sintéticas, productos a base de petróleo** (parafina, aceite mineral...), **agentes blanqueadores** (hidroquinina), **agentes secantes** (fenoles), **surfactantes** (glicol de polietileno), **humectantes** (glicol de propileno, glicerina, sorbitol, glicol de butileno, glicol de polietileno, glicol de etileno, glicerilo, glicol...), **emolientes** (aceites minerales, lanolina), **siliconas** (dimeticona), **ácidos grasos** (esteárico y el isoesteárico), **alcoholes grasos** (cetílico, estearílico y miristílico), **ésteres** (miristato isopropílico, espermaceti, palmitato octílico, estearato butílico, isoestereatato isopropílico), **triglicéridos** (aceites vegetales), **detergentes** (nitrosodioetanolamina compuesto de TEA, DEA, MEA, sodio lauril sulfato), **emulsificantes** (estereatatos glicerílicos, carbómero 934), **éteres** (estearet 2, lauret 4), **cera de abejas; estearato de sorbitán; alcohol cetearílico, polisorbato 60 y 80,** **conservantes** (metilo, propilo, butilo, cuaternio-15, urea imidazolidinílica), **antioxidantes** (hidroxianisol butilado, hidroxitolueno butilado, tocoferol), **productos animales** (lanolina, cetearet 20), **alcohol, formaldehído; alcohol propílico, tolueno 2, 4 diamina, EDTA** (ácido tetra-acético de etilendiamina), etc.

Ha transcurrido ya cierto tiempo desde que traté a Laura y me la encuentro a menudo. Aún me maravillo del impactante cambio experimentado, no sólo por la imagen renovada que presenta, sino por la plenitud interior que transmite, hecho que prueba la innegable eficacia de que los ejercicios de Kundalini Yoga y Meditación que elaboré para mi clienta, así como todo lo expuesto siguen estando muy presentes en su vida.

Conclusión

Después de haber leído este libro, quizá estés pensando que todo lo aquí descrito pueda parecer demasiado bueno para ser verdad. Bien, ésta sería tu particular visión del tema, hecho que respeto con todo el amor del mundo, pues no deja de ser una opinión emitida según tus creencias, experiencias y juicios personales.

En ningún momento he pretendido enseñarte nada sino más bien provocar algo en ti.

Lo único que puedo garantizarte es que si pones en práctica el plan aquí expuesto, tu vida cambiará de manera extraordinaria en todas sus vertientes. Te volverás invencible, «peligroso». Me estoy refiriendo a tu libertad como ser humano en esta sociedad, algo realmente escaso en nuestros días y que necesitas con urgencia en los tiempos venideros.

¿Y por qué estoy tan convencido de ello? Pues porque durante largos años he evidenciado la profunda metamorfosis que cada una de las técnicas aquí detalladas han logrado en mi persona y en todos quienes, predispuestos al cambio, iban cruzándose en mi camino. Y porque, a día de hoy, en mi sublime labor sigo utilizándolas.

Poseo la absoluta convicción de que la combinación del material propuesto a lo largo de estas páginas resulta de por sí crucial, ya que te conducen a la liberación de todo aquello que no necesitas. Hacia la LIBERTAD en el más amplio sentido de la palabra, convirtiéndote así en el maravilloso diamante que eres.

Mi único propósito al escribir *Tu Salud en los Nuevos Tiempos* es que te encuentres en la situación que te encuentres, por muy peliaguda o neurótica que ésta sea, no reacciones ante ella, si no más bien todo lo contrario, CREE EN TI MISMO, actúa con la flexibilidad, el valor y el coraje suficientes para resurgir de entre las cenizas y brillar por encima de todo. Estoy hablando de aquellos momentos en los que, por ponerte un pequeño ejemplo, alguien te agrede verbalmente y sientes que la situación te desborda. Es ahí donde no debes confrontarte, pues eso sólo te va a llevar a la autodestrucción, a tu infierno particular. ¡Recuerda el poder que encierran las palabras y los pensamientos! En su lugar, aunque te cueste y te sientas extraño haciéndolo, ¿qué te parece si le das las gracias, lo bendices y le dices lo bueno que es? ¿Vas a perder algo por intentarlo, a parte de ego y orgullo?

Creo que a estas alturas ya conoces cual es la respuesta... NO.

¡Utiliza el don de la palabra para elevarte a ti y a los que te rodean!

Y ahora permíteme que te explique brevemente un experimento científico que quizá ya conozcas llamado «*El Centésimo Mono*», publicado en el prólogo de Lawrence Blair «*Rythms of vision*» en 1975.

En 1952, en la isla de Koshina, los científicos estudiaban la conducta de los monos al proporcionarles batatas arrojadas sobre la arena. A los monos les encantaba el sabor de las batatas, sin embargo su comportamiento mostraba claras evidencias de que no les resultaba nada agradable el añadido de arena en el alimento. Imo, una hembra de 18 meses de edad, resolvió el problema lavando las batatas en el agua del mar. Pronto otras hembras comenzaron a imitar semejante descubrimiento. Poco a poco, los científicos veían atónitos cómo este innovador acto cultural era imitado gradualmente por otros monos. Entre 1952 y 1958 todos los monos jóvenes ya habían aprendido a lavar las batatas, mientras que tan sólo los monos adultos que imitaban a sus hijos aprendieron esta mejora social y los demás continuaron ajenos al acontecimiento.

Pues bien, algo pasó en el otoño de 1958. Supongamos que en algún momento de la mañana había 99 monos lavando sus batatas y que horas más tarde ese mismo día, el centésimo mono aprendiera a lavar las batatas y que, esa misma noche, casi todos los monos de la tribu se encontraban lavando batatas.

No se sabe cómo ni por qué, pero sucedió lo inesperado.

¡La energía adicionada del centésimo mono desencadenó un nuevo avance ideológico!

Pero lo realmente sorprendente es que hubo un instante en el que al unísono, no se sabe cómo ni por qué, TODAS las colonias de monos de las islas de los alrededores (algunas de ellas separadas por distancias kilométricas) e incluso en el continente pusieron en práctica semejante metodología de trabajo en sus vidas cotidianas.

Por consiguiente, cuando un conocimiento es adquirido por una masa crítica suficiente, dicho conocimiento puede ser comunicado de mente a mente, o dicho en otras palabras, el conocimiento de manera automática, pasa a formar parte del total de individuos de la especie.

¿No te parece extremadamente maravilloso? Da mucho que pensar...

En 1854 el jefe Seattle de las tribus indias del noroeste pronunció unas contundentes palabras dirigidas al hombre blanco, que hoy día deben resonar más que nunca:

> Enseñad a vuestros hijos lo que hemos enseñado a nuestros hijos: que la Tierra es nuestra madre. Lo que le pasa a la Tierra, le pasa a los hijos de la Tierra. Si el hombre escupe al suelo, se escupe a sí mismo.
>
> Esto sabemos: que la Tierra no pertenece al hombre, sino que el hombre pertenece a la Tierra. Esto lo sabemos. Todas las cosas están conectadas como la sangre que une a una familia. Todas las cosas están conectadas.

Haz memoria, tú y yo somos idénticamente lo mismo, tenemos la misma esencia. En realidad ya lo sabes: tan sólo necesitas despertar del gran letargo por el que está atravesando la humanidad, que parece no enterarse de que sus conocimientos son densos y arcaicos y sigue negándose a abrir los ojos ante la gran verdad de que somos todos iguales «envueltos en novedad». Así es como de una vez por todas descubrirás quién eres realmente y lo que puedes llegar a ser. Lo único que nos diferencia a ti, querido lector, y a mí es la calidad de nuestros pensamientos y acciones, por eso antes de que pases la última página y cierres el libro, quisiera pedirte un pequeño favor de vital importancia. Y es que a pesar de que es muy probable que no nos conozcamos personalmente, quisiera que seas muy consciente de tu vida y de todo lo que la envuelve: con cada aliento que emites, con cada uno de tus pensamientos, palabras, sentimientos, emociones, con cada una de tus acciones, estás afectando de manera directa y contundente a todos los seres vivos y entidades de este planeta.

Date cuenta de que podrías ser perfectamente el centésimo mono.

Por eso, te entrego mi corazón y te bendigo rogándote que vivas en la verdad conectándote con tu propio centro, y si no lo quieres hacer por ti, hazlo por tu pareja, hijos, amigos, compañeros, conocidos, por tu mascota, por tus plantas, por mí y por todas y cada una de las criaturas que habitan en nuestra querida Madre Tierra, en el Universo.

Ésta es la única y gran verdad existente para eliminar por siempre la enfermedad y el sufrimiento.

TE AMO

One Love! One Heart!
¡Un amor! ¡Un corazón!
Let's get together and feel all right.
Unámonos todos y nos sentiremos bien.

Robert Nesta Marley

Anexos

INFORMACIÓN DE CONTACTO

SERGI JOVER R.

LIFE COACH, REPRESENTANTE OFICIAL DE SANERGÍA® Y DEL (CIB) EN AMÉRICA LATINA

ESPAÑA y AMÉRICA LATINA

www.sergijover.com • lifecoach@sergijover.com
Móvil (0034) 615 233 646

AMÉRICA LATINA

http://lat.sanergía.com • laconexion@sanergia.com
www.sergijover.com • lifecoach@sergijover.com

CURSOS, EVENTOS Y SESIONES
Celular (0056) 09 97653232
reservas@sanergia.com

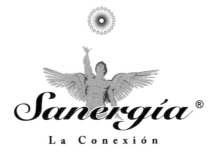

Centro de Investigación Bioenergética (CIB)

C/ El Suro Gros 7 • 17781 Vilamaniscle (Girona) • España
www.sanergía.com
http://lat.sanergía.com
sanergia@alessandrodimasi.com

GRUPOS • FOROS
sanergia@yahoo.es

Direcciones de interés

CENTRO DE INVESTIGACIÓN BIOENERGÉTICA (CIB)

GIRONA (ESPAÑA)

(CIB) Vilamaniscle
Castell d'Altavila.
C/ El Suro Gros 7
Vilamaniscle (Girona)
Tel.: +0034 636 072 158
+0034 628 889 628
www.sanergía.com
http://lat.sanergía.com

UNIVERSIDAD DE METAFÍSICA

SEDONA (EE.UU.)

University of Sedona
Largest Metaphysical Univesity Sistem in the World
2675 W. Hwy 89A, # 465
Sedona, AZ 86336 USA
Tel.: +1 928 203 0730
www.universityofsedona.com

AGRICULTURA BIODINÁMICA

MADRID (ESPAÑA)

Asociación de Agricultura Biodinámica de España
(Sede Social)
Finca Río Pradillo, Camorritos-28470
Cercedilla (Madrid)

Tel.: +0034 648 501 196
www.asoc-biodinamica.es
biodinamica@terra.es

ULLDECONA (ESPAÑA)

Granja Laya
Camí de l'Ermita, s/n
Ulldecona (Tarragona)
Tel.: +0034 977 261 015
www.biodinamica.cat
granjalaya@yahoo.es

TARRAGONA (ESPAÑA)

Les Torres de Selma
Camí de l'Ermita, s/n
Tel.: +0034 977 260 647
www.biodinamica.cat
torresselma@yahoo.es

VALENCIA (ESPAÑA)

Ca Sa Torres
Mestre Ballester, 53 bis
Tel.: +0034 962 358 130
www.biodinamica.cat
ca_satorres@hotmail.com

ALDOVER (ESPAÑA)

La Salamandra
Tel.: +0034 977 474 164
www.biodinamica.cat
vfilos@terra.es

CURACAVÍ (CHILE)

Francisco Valenzuela Schulz
Parcela 13-A Fundo Alhué
Curacaví (CHILE)
Tel.: +56 (9) 532 7054
www.fen.bio-dinamico.cl
agriculturabiodin@yahoo.com

BOTUCATU/SP (BRASIL)

Associaçã Brasileira da Agricultura Biodinãmica
Rodovia Gastão Dal Farra km 04
Bairro Demétria - Botucatu/SP
Tel.: +55 (14) 3815 7862
www.biodinamica.org.br
biodinamica@biodinamica.org.br

ALIMENTACIÓN

BARCELONA (ESPAÑA)

Bio Space
a new lifestyle
Valencia, 186
Tel.: 93 453 15 73
www.bioespacio.com
info@bioespacio.com

SANTIAGO DE CHILE (CHILE)

La Chakra
De todo lo natural
Avenida Mariano Sánchez Fontecilla 534
(Las Condes)
Tel.: +0056 02 234 2138
www.lachakra.cl
ventas@lachakra.cl

Restaurante El Huerto
Orrego Luco 054
(Providencia)

Tel.: +0056 02 233 2690
www.elhuerto.cl
http://cocinademercado.blogspot.com

NUTRICIÓN ORTOMOLECULAR

BARCELONA (ESPAÑA)

Cala H. Cervera
Tel.: 93 451 00 33
www.calacervera.com
calacervera@telefonica.net

MASAJE

BARCELONA (ESPAÑA)

Kinetena
Escuela de Terapias Alternativas
Av. Mistral 44-46, Esc. Izq, entlo 2ª
Tel.: 93 302 39 49
www.masajeplasencia.com
kinetena@yahoo.es

CALIFORNIA (EE.UU.)

Esalen Institute
55000 Highway 1
Big Sur, CA 93920
www.esalen.org
www.esalenctr.com
info@esalen.org
webmaster@esalen.org

AYURVEDA

BARCELONA (ESPAÑA)

Escuela Internacional Joytinat Ayurveda y Yoga
Ausias March 19, 5° 1ª
Tel.: +0034 60 9883703
www.joytinat.org

Carlos Echeverry
Tel.: +0034 678 448 713
yoguicarlo@yahoo.es

MADRID (ESPAÑA)

Padmasana Center
c/ Mar de Omán, 34 – Local
Tel.: +0034 91 382 27 33
www.padmasanacenter.com
info@padmasanacenter.com

GÉNOVA (ITALIA)

Joytinat
Via Balbi 33/29
Tel.: +0034 010 2758507
www.joytinat.it

CORINALDO (ITALIA)

Ashram Joytinat
Via Ripa 24
Tel.: +0034 071 679032
Fax: +0034 071 679032
www.ayurveda-ashram.it

YOGA

SANTIAGO DE CHILE (CHILE)

Yogashala - Las Condes
Sánchez Fontecilla 792,
Las Condes
Tel.: +56 (2) 233 1524
    +56 (2) 232 2452

Yogashala - La Reina
Príncipe de Gales 6165, La Reina
Tel.: +56 (2) 277 3154

KUNDALINI YOGA

BARCELONA (ESPAÑA)

Centro Anandpur
Rda. Universidad, 31 3º 1ª
Tel.: +0034 93 302 39 49
www.anandpur.es
sathari@anadpur.es

TARRAGONA (ESPAÑA)

Govindghat
Avda. Roma 22, esc. C. bajos 2
Móvil: +0034 678 957 344
satkirpal@hotmail.com

ZARAGOZA (ESPAÑA)

Escuela Kundalini Yoga Zaragoza
Hernán Cortés, 34 4º izqda.
Tel.: 976 732 809
www.kundaliniyogazaragoza.es
satmandir@gmail.com

SANTIAGO DE CHILE (CHILE)

International College of Kundalini Yoga
Calle San Pascual, 736
Tel.: +56 (2) 2 895 5165
www.gurudass.com
info@icky.cl

Centro Narayan
Eliodoro Yáñez, #2290, 3º
Tel.: +56 (2) 2 209 5701
gurudittakaur@gmail.com

POWER VINYASA YOGA

CAMBRIDGE (REINO UNIDO)

Cambridge Studio
2000 Massachusets Avenue
www.baronbaptiste.com

BROOKLYNE (EE.UU.)

Brookline Yoga Center
25 Harvard Street
www.baronbaptiste.com

NEW YORK (EE.UU.)

Big Apple Power Yoga
320 West 37th Street, Suite 10D
www.bigapplepoweryoga.com

COACHING & PROGRAMACIÓN NEUROLINGÜÍSTICA (PNL)

SÃO PAULO (BRASIL)

Joseph O'Connor
Andrea Lages
Rua Darwin, 523
Tel.: +55 11 5693.5890
www.lambent.com
joseph@lambentdobrasil.com
andrea@lambentdobrasil.com

SAN DIEGO (EE.UU.)

Anthony Robbins Companies
9888 Carroll Centre Road
Tel.: +0034 858 535 9900
www.tonyrobbins.com

BEAUTY COACH

CHILE

Olga Aravena Maulén
Tel.: +56 (9) 976 53232
www.thenewbeautycoach.com
beauty@thenewbeautycoach.com

SPA HOLÍSTICO
Ayurvédico

VALENCIA (ESPAÑA)

Ayurvedic Spa
cherish your mind, body and soul
Font Calenta, polígono 38, parcela 234
Vilamarxant (región del Turia)
Tel.: +34 600 720 357
+34 628 334 097
www.theayurvedicspa.com
ayurvedicspa@yahoo.com

SPA HOLÍSTICO
Multidisciplinar

BANGKOK (THAILAND)

Six Senses Resorts & Spas
19/F Two Pacific Place Building,
142 Sukhumvit Road, Klongtoey,
Bangkok 10110, Thailand
Tel.: +66 (0) 2631 9777
Fax: +66 (0) 2631 9799
www.sixsenses.com
mail@sixsenses.com

Recursos Internet

**Asociación Española
de Kundalini Yoga** (AEKY)
www.aeky.es

Yogi Bhajan
www.yogibhajan.com

Yoga Journal
www.yogajournal.com

Sananda - Victoria del Bienestar
www.sanandagorafe.blogspot.com

Self-Realization-Fellowship
www.yogananda-srf.org

Dr. Dharma Singh Khalsa
www.drdharma.com

Dr. Barry Sears
www.drsears.com

Dr. Nicholas Perricone
www.nvperriconemd.com

The German New Medicine
www.newmedicine.ca

Life Extension Foundation
www.lef.org

Alqvimia. Alta Cosmética Natural
www.alqvimia.com

Juventud y Belleza
www.juventudybelleza.com

Beauty Coach
www.thenewbeautycoach.com

One ness sound
www.onenessound.com

Mirabai Ceiba
www.mirabaiceiba.com

Revista Athanor
www.athanor.es

Revista Natural
www.revistanatural.es

Revista Discovery Salud
www.dsalud.com

Inspira Consciencia
www.inspiraconsciencia.org

**Instituto de Radiofrecuencia Cuántica
Avanzada Internacional** (IRCAI)
www.ircai.eu/contentmg

Bibliografía

Los libros citados a continuación están disponibles en el idioma original del autor. En el caso de haber traducción al español se señala título y año de publicación para facilitar al lector su búsqueda y brindarle la oportunidad de ampliar la información.

- Bagnall, Oscar: *The Origin and Properties of the Human Aura*. Rev. Ed. New Hyde Park, 1937.
- Baptiste, Baron: *Journey into Power*. Fireside, 2002.
- Bradford, Montse: *La nueva cocina energética*. Editorial Océano, S.L., 1999, 2005.
- Calle, Ramiro: *El Gran Libro de Yoga*. Ediciones Urano, S.A., 1998.
- Capo, N., *Trofología Práctica y Trofoterpia*. Editorial Sintes, 1926.
- Cevera, Cala H. : *La Nutrición Ortomolecular*. Ediciones Robinbook, s.l., 2003.
- Colgan, Michael: *The New Nutrition, medicine for the millenium*. Apple Publishing Company Ltd, 1996.
- Dharma Singh Khalsa, Cameron Stauth: *Meditation as Medicine. Activate the Power of Your Natural Healing Force*. Pocket Books, 2001.
- Di Masi, Alessandro: *El Creador*. Natural Ediciones, 2010.
- Emoto, Masaru: *Messages from the Water*. Hado Kyoiku-Sha Co. Ltd, 1999.
- Goswami, Amit: *El médico cuántico*. Ediciones Obelisco, 2008.
- Goldenberg, L.: *Fibromyalgia*. The Berkley Publishing Group, 2002.
- Gurudass Singh Khalsa: *Kundalini Yoga. Un yoga práctico-teórico para la nueva era*. Editorial Alas, 1994.

- Kilner, Walter J.: *The Human Atmosphere*. Kessinger Publishing Co., 1911
- Lages, Andrea y O´connor, Joseph: *Coaching with PNL*. Harper Collins Publishers, 2004.
- Land, Vasant: *Ayurveda. The Science of Self-Healing*. Lotus Press, 1984.
- Murray, Michael, Tim Birdsall, Joseph E. Pizzorno and Paul Reilly: *How to Prevent and Treat Cancer with Natural Medicine*. Riverhead Books, 2002.
- Paramahansa Yogananda, *Autobiography of a Yogi*. Self-Realization Fellowship, 1991.
- Pearl, Eric: *The Reconnection. Heal Others*, Heal Yourself, Hay House, 2004.
- Plasencia, Juan José: *El nuevo libro del masaje para el cuerpo y las emociones*. RBA Libros, S.A., 2001.
- Raichur, Pratima: *Absolute Beauty. Radiant Skin and Inner Harmony Through the Ancient Secrets of Ayurveda*, Harper Paperbacks, 1999.
- Séraphin, Jean y Mambretti, Giorgio: *La medicina patas arriba*. Ediciones Obelisco, Barcelona, 2002.
- Sévigny, Daniel: *Les clés du Sécret*. Les Éditions de Mortagne, Ottawa, 2007.
- Servan-Schreiber, David: *Anticancer. A way of life*. Éditions Robert Laffon, 2007.
- Shakta Kaur Khalsa: *Whole Way Library Series*: *Kundalini Yoga*. DK Publishing, Inc., 2001.
- Singh, Satya*: Das Kundalini Yoga Handbuch*. Heyne, 1990.
- Thorward Dethlefsen Rüdiger Dahlke: *Krankheit als Weg*. C. Bertelsmann Verlag GmbH, 1983.
- Yoghui Bhajan*: The Master's Touch*. Ph. D., KRI, 1997.
  —:*The Ancient Art of Self-Nutrition*. West Anandpur Publishers, 1980.
  —:*El poder curativo de los alimentos*. Editorial Diana, 2002.

Índice